Nina Grygoriew

Ausflippen.

Anleitung für einen Ausnahmezustand

KNEIPP
VERLAG WIEN

Für Hanne

Die Wechseljahre sind ein Prozess, den Menschen unabhängig von ihrer Geschlechtsidentität erleben können. Wenn ich im Folgenden von Frauen spreche, geschieht dies aus Gründen der besseren Lesbarkeit, meint jedoch ausdrücklich alle Personen, die diese hormonelle Umstellungsphase durchlaufen.

„'Cause I'm too messy, and then I'm too fucking clean
You told me, „Get a job", then you ask where the hell I've been
And I'm too perfect, 'til I open my big mouth
I want to be me, is that not allowed?
And I'm too clever, and then I'm too fucking dumb
You hate it when I cry, unless it's that time of the month
And I'm too perfect, 'til I show you that I'm not
A thousand people I could be for you, and you hate the fucking lot"

Lola Young, „Messy"

Inhalt

Einleitung

Bis ich 47 war, hatte ich von den Wechseljahren in etwa so viel Ahnung wie von vietnamesischer Außenpolitik oder Schaufelradbaggern zum Braunkohleabbau – ich wusste, dass es sie gibt, aber mit mir und meinem Leben hatten sie nichts zu tun. Hätte mich jemand nach den Wechseljahren gefragt, wäre da vermutlich viel Stille gewesen und dann hätte ich irgendwann so was wie: „Hm. Die kriegt man mit 50, oder? Schwitzt man da nicht viel?", geantwortet. Heute kommt mir das sehr absurd vor, aber Hitzewallungen und „schlechte Laune" waren damals tatsächlich die einzigen Symptome, von denen ich in Sachen Klimakterium irgendwann mal was gehört hatte. Was vor und nach der Menopause in und mit einem Körper, der Eierstöcke und eine Gebärmutter hat, genau passiert und welche Auswirkungen das haben kann, wusste ich nicht. Ich schwitzte nicht auffällig oft, blutete noch jeden Monat regelmäßig vor mich hin, war so gut oder mies drauf wie immer und bemerkte auch sonst nichts Außergewöhnliches. Da kam ich natürlich gar nicht auf die Idee, mich zu informieren. Für mich waren die Wechseljahre quasi nicht existent. Wechseljahre hatten andere. Totale Ignoranz bei kompletter Ahnungslosigkeit sozusagen.

Ehrlicherweise war ich damals auch einfach viel zu sehr mit meinem restlichen Leben beschäftigt. Das drehte sich nahezu ausschließlich um meine ziemlich gut laufende Karriere in einer Agentur für Corporate Communication, in der ich ein Projekt nach dem anderen übernahm, immer mehr Personalverantwortung bekam, für Termine mit Kunden durch ganz Deutschland reiste und mir auf Führungskräfte-Seminaren beibringen ließ, wie man eine bessere Vorgesetzte wird. Ich fand das alles ganz schön großartig: die Verantwortung, die Teams, mit denen ich arbeitete, mein sehr üppiges Nettogehalt und sogar die Belastung und der Stress, unter denen ich stand. Denn klar hatte ich die. Jede Menge sogar: Deadlines, die eingehalten, Ausschreibungen, die gewonnen, und Budgets, die im Auge behalten werden mussten – da gab es natürlich immer mal wieder Wochen oder Monate mit großem Druck. Aber, ich kann es nicht anders beschreiben, ich liebte es. Für mich war das positiver Stress, der mich auf eine komische Weise glücklich machte.

In meiner durch den Job nicht mehr ganz so umfangreichen Freizeit machten mich zwei Dinge glücklich: Crossfit®, ein Sport, den ich Anfang 40 durch meinen Personal Trainer kennengelernt hatte und der für ein paar Jahre so eine Art Religion für mich wurde. Crossfit® ist – sehr verkürzt erklärt – eine Mischung aus olympischem Gewichtheben, Turnelementen und Ausdauertraining. Ein hochintensives Intervalltraining, das in den USA für die Ausbildung von Militär und Polizei entwickelt wurde. Dementsprechend hart sind die Trainingseinheiten und dementsprechend hart wurde auch mein Körper. Ich hatte noch nie zuvor so viele Muskeln (und leider auch nie wieder danach). Meine Oberarme sahen aus wie die von Madonna in ihren besten Zeiten, ich kletterte ein Seil in Sekundenschnelle bis zur Decke der Trainingshalle hoch und hob 135 Kilo vom Boden auf. Sechs Mal in der Woche peitschte ich mich durch die Workouts. Dieser Sport bedeutete alles für mich. Weil er nicht nur meinen Körper, sondern auch meinen Geist stark machte. Ich weiß nicht, wie oft ich nach einem Training gedacht habe: „Du hast das geschafft, du schaffst auch alles andere im Leben." Ich fühlte mich schön und kraftvoll und auf gar keinen Fall wie Mitte 40. Mit den 25-Jährigen in meiner Crossfit®-Box konnte ich locker mithalten.

„Ding 2" war der Mann, mit dem ich zu diesem Zeitpunkt sechs Jahre zusammen war (Es gibt ihn übrigens bis heute, er ist die einzige Konstante in diesem „Das war ihr Leben"-Szenario, alles andere hat sich grundlegend verändert.) und der zu mir passte wie Torte zu Kaffee. Wir hatten den gleichen Humor und die gleichen Interessen, fanden dieselben Leute doof und mochten beide keinen Spargel, waren politisch auf einer Linie und hatten guten Sex. Er lebte (und lebt immer noch) dummerweise nicht in Deutschland, weswegen wir uns nicht so oft sehen konnten, wie ich es mir gewünscht hätte. Aber irgendwie passte dieses Arrangement auch ganz gut zu meinem Wunsch nach Unabhängigkeit und Selbstbestimmtheit. Anders ausgedrückt: Ich konnte machen, was ich wollte, ohne mich ständig absprechen oder Rücksicht nehmen zu müssen. Eigene Kinder waren für mich eh nie ein Thema gewesen, mir war bereits mit Anfang 20 klar, dass ich keine will.

Zufrieden, topfit und ausgefüllt – das war mein Setting, als die Wechseljahre in mein Leben traten. Und diesen Tag werde ich nie vergessen. Ähnlich wie die britische Moderatorin und Schauspielerin Davina McCall, die es in ihrem Buch Menopausing so beschreibt:

„Ich kann den Moment, in dem meine perimenopausalen Symptome begannen, genau benennen. Es ist ein bisschen wie bei einem großen, berühmten Ereignis wie dem Tod von Prinzessin Diana oder Barack Obamas Amtsantritt als US-Präsident. Ich erinnere mich noch, wo ich war, was ich tat, was ich trug …“[1]

Welche Klamotte ich an diesem Tag anhatte, weiß ich nicht mehr, aber wo ich war und was ich tat, das weiß auch ich noch: Ich stand im Hausflur, vor meinem Briefkasten, aus dem ich gerade einen Umschlag geholt hatte. Der Absender: meine gynäkologische Praxis. Der Inhalt: die Kopie eines Laborbefundes (den ich damals nicht verstand) an deren Rand jemand mit blauem Filzstift drei Sätze geschrieben hatte:

> „Frau Grygoriew!!! Beginnende Wechseljahre!!!
> Bei weiteren Symptomen bitte melden!!! MfG“

Da stand ich also mit diesem Zettel in der Hand und mein allererster Gedanke war: „Wow. Jetzt bist du offiziell alt.“ Die Folgegedanken: Kann gar nicht sein, ich bin erst 47. Welche weiteren Symptome? Hab ich überhaupt schon eins? Was muss ich jetzt machen? Muss ich überhaupt irgendwas machen? Und woher zum Teufel kommt eigentlich dieser Befund?

Mir fiel mein Krankenhausaufenthalt zwei Wochen zuvor ein, dort hatte ich eine kleine OP an der Brust, um eine auffällige Kalkansammlung zu entfernen. Meine Mutter und ihre Schwester waren in den vergangenen zehn Jahren beide an Brustkrebs erkrankt (und zum Glück beide wieder gesund geworden), da war man bei mir vorsichtig. Im Rahmen dieser OP hatte meine Frauenärztin offenbar einen Hormonstatus veranlasst und – das war das Ergebnis: Meine Östrogen- und Progesteronspiegel hatten sich auf den Weg in die Perimenopause gemacht. Ich rief meine beste Freundin an, wir lachten ein bisschen hysterisch über diese Geschichte und ich beschloss weiterzumachen wie bisher: einfach nicht drüber nachdenken.

Was soll ich sagen? Die Post von meiner Gynäklogin war wie ein Startschuss für mein ganz persönliches Software-Update. Kurze Zeit später besuchte mich mein Bruder über Ostern und wir machten einen sehr langen Spaziergang an der Elbe. Es war ein eher kühles Osterfest, ich zog mir auf diesem Spaziergang trotzdem an die 25-mal die Jacke und den Pullover aus und wieder an. Heiße Wellen liefen mir durch den ganzen Körper, bis in den Hals hinein, bei jeder fürchtete ich, in Ohnmacht zu fallen. Und die Hitze beschränkte sich nicht auf Bewegung an der frischen Luft. In den folgenden Monaten saß ich im BH im Kino, im Unterhemd in Restaurants und hatte immer einen kleinen weißen Plastikfächer in der Handtasche. Zum Glück blieben mir Schweißausbrüche, wie sie eine meiner Kolleginnen überfielen, erspart. Der lief mehrfach am Tag, bevorzugt in Meetings, von einer Sekunde auf die andere der Schweiß am ganzen Körper herunter, was mir so leid tat, dass ich sie am liebsten jedes Mal umarmt hätte. Ich ließ es bleiben, weil ihr sonst wohl noch heißer geworden wäre.

Als Nächstes verabschiedete sich mein Schlaf. Bis zu diesem Zeitpunkt waren das meine Nächte: Licht aus, einschlafen, durchschlafen, aufwachen. Mein neuer Nachtmodus: einschlafen, aufwachen 1 Uhr 12, 25 Minuten wach. Einschlafen, aufwachen 2 Uhr 33, 10 Minuten wach. Einschlafen, aufwachen 3 Uhr 47, 60 Minuten wach. Einschlafen, aufwachen, weil der Wecker klingelt. Nach drei Monaten hätte ich eine Rolle bei „The Walking Dead" bekommen. Ohne Vorsprechen. Meine Periode kam jetzt wahlweise alle zwölf Tage oder erst nach 140. Meine Haut und mein Mund wurden so trocken, dass ich mir die Schienbeine mit einer Hornhautfeile blutig kratzte und ständig Kaugummi kaute. Auf meinen Armen, Beinen und meinem Bauch versammelten sich Hunderte Pigmentflecken und eigentlich hatte ich ständig Kopfschmerzen.

Besagte Gynäkologin, bei der ich dann doch mal aufschlug – ich hatte ja jetzt schließlich „weitere Symptome" –, erklärte mir, die Kopfschmerzen hätten auf gar keinen Fall mit den Wechseljahren zu tun (was nicht stimmt, wie ich später herausfand), die Hitze, die sei aber typisch für die Perimenopause. Und dass ich mich in dieser befände, hätte sie mir ja schon mitgeteilt. Dann schob sie mir mit hanseatisch unbewegtem Gesicht eine Schachtel mit einem pflanzlichen Mittel über ihren Tisch und sagte: „Nehmen Sie das. Das hilft vielleicht. Den Rest müssen Sie aushalten."

Ich las stattdessen ein Buch. „Woman on fire"[2] von der wunderbaren Gynäkologin Sheila de Liz. Danach war ich wirklich „on fire". Dieses Mal allerdings vor Wut. Alles, was da drin stand, hätte ich sehr gern von meiner eigenen Gynäkologin gehört. Stattdessen musste ich mir das wichtige Wissen über die Wechseljahre selbst beibringen. Ich las noch mehr Bücher. Von Journalistinnen, Wissenschaftlerinnen, Psychotherapeutinnen, Ärztinnen, und je mehr ich las, desto besser verstand ich, was da eigentlich gerade mit mir passierte. Körperlich und mental.

Unter anderem auch, warum mich der Job, der mich lange so erfüllt hatte, plötzlich nur noch anstrengte. Mich nervten die Kunden. Alles, was ich vorher mit Leidenschaft gemacht hatte – Konzepte entwickeln, Ideen präsentieren, Teams motivieren –, kam mir plötzlich völlig sinnlos vor. Ich konnte mich nicht mehr richtig auf das konzentrieren, was wichtig war, in Meetings, in denen immer mehr Gen-Z-Menschen saßen, fühlte ich mich zunehmend „falsch", und an vielen Tagen half mir nur noch der Gedanke: Bald ist Wochenende. – Wie schrecklich! Zur selben Zeit signalisierten mir mein Rücken und meine Hüfte deutlich, dass sie dringend mehr Rücksicht und mehr Pausen bräuchten. Für das Geld, das ich in den nächsten zwei Jahren bei Privat-Orthopäden und Physiotherapeuten ließ, hätte ich mir eine eigene Klinik kaufen können. Ich mach es an dieser Stelle kurz: Das Ende vom Lied war, dass ich die Frauenärztin wechselte, mir Hormone verschreiben ließ und meinem Sport ein sehr wehmütiges „Farewell" zurief. Und ich kündigte meinen Job. Nach 25 Jahren im Unternehmen.

Mit meiner Erfahrung der letzten sieben Jahre bin ich nicht allein. Millionen von Frauen erleben diese Phase so oder so ähnlich. Mit den Wechseljahren verabschieden sich nicht nur die Sexualhormone. Da verabschieden sich ganze Lebensentwürfe, Sicherheiten, Zukunftspläne und nicht selten auch das Bild, das man von sich selbst hat. Und da ploppen plötzlich so grundlegende Fragen auf wie: Was ist mir wichtig? Womit will ich meine Zeit verbringen und mit wem? Was in meinem Leben passt noch zu mir und was soll/muss/darf anders werden? Was ist mein innerer Halt, unabhängig davon, wie ich aussehe oder funktioniere? Wie mache ich jetzt weiter, mit den nächsten 25 Jahren?

Die blöde Nachricht: Die Antworten muss man selbst finden. Die gute: Das geht. Indem man das reaktiviert, was man eigentlich schon besitzt, aber manchmal eben nicht sofort zur Verfügung hat: Resilienz, also psychische Widerstandskraft. Klingt erst mal groß, ist aber eigentlich nichts weiter als so eine Art inneres Geländer, an dem man sich festhalten kann, wenn's rutschig wird. Die Psychologie beschreibt sieben Fähigkeiten, die resiliente Menschen besitzen – die sieben Säulen der Resilienz*: Akzeptanz, Optimismus, Selbstwirksamkeit, Verantwortung, Netzwerkorientierung, Lösungsorientierung und Zukunftsorientierung. Jede dieser Fähigkeiten hat in diesem Buch ein eigenes Kapitel, weil ich finde, dass sie sehr gute Werkzeuge für diese Zeit in der Lebensmitte sein können, in der vieles drunter und drüber und die Orientierung manchmal verloren geht. Sie verstärken sich gegenseitig und wirken zusammen und trotzdem muss man sie nicht alle perfekt beherrschen. Aber man kann sie (weiter-) entwickeln – wenn man das möchte und wenn man sie braucht. Denn natürlich darf man denken: Alles irgendwie schlimm gerade. Schön wäre es aber, gleichzeitig zu wissen: Ich komm da durch.

* **Die 7 Säulen der Resilienz** stammen aus der psychologischen Resilienzforschung und wurden besonders durch die deutsche Diplom-Psychologin Ursula Nuber verbreitet. Die Idee der „Säulen" ist ein didaktisches Konzept, das als Grundlage für die Entwicklung und Stärkung von Resilienz dient.

Kapitel 1
Akzeptanz

Ich hab mir das irgendwie anders vorgestellt.

„Mitte des Lebens" ist ja erst mal ein ziemlich gemütlicher Begriff. Finde ich zumindest. Er klingt nach Luft holen, ausruhen, angekommen sein. Die erste Hälfte Leben hat man mehr oder weniger unbeschadet hinter sich gebracht und alles erledigt, was für einen Durchschnittslebenslauf so zu erledigen ist: Kindheit, Pubertät, Erwachsenwerden. Schule, Studium und Ausbildung. Ins Ausland gehen, wieder zurückkommen. Erste Liebe, zweite Liebe, dritte Liebe, später dann Familiengründung oder eben nicht. Ein paar Karriereschritte, vielleicht noch mal einen Berufswechsel, weil die erste Wahl sich doch als die falsche herausgestellt hat, noch ein paar Karriereschritte. Wohnung kaufen, Haus bauen oder in eine andere Stadt ziehen. Viele Prüfungen, viele Entscheidungen, viele Erfolge, viele Enttäuschungen, viele Aufs und Abs.

Aber irgendwann ist sie dann da, die Mitte des Lebens. Die Kinder sind halbwegs eigen- und selbstständig. Im Job hat man seinen Platz gefunden, ist souverän und respektiert. Finanziell läuft's einigermaßen rund, die innerfamiliären Aufgaben sind verteilt, die Freizeit verplant mit großartigen Reisen, netten Freunden und schönen Hobbys. Zwischen 40 und 50 wird es also endlich ruhiger, beständiger, vorhersehbarer. Eben gemütlich.

Ha. Ha. Ha.

Leider hat die Mitte des Lebens da ganz andere Pläne. Die findet, dass einem jetzt ruhig noch mal alles um die Ohren fliegen könnte – the Empire strikes back sozusagen. Oder etwas seriöser und in Anlehnung an den Philosophen Heraklit: „Nichts ist so beständig wie der Wandel."

Die Schweizer Entwicklungspsychologin Prof. Dr. Pasqualina Perrig-Chiello hat ein Buch über die zweite Lebenshälfte geschrieben und sich darin auch mit der Mitte des Lebens beschäftigt. Sie schildert diese Phase als eine mit sehr vielen Veränderungen – die entweder selbst gewollt seien oder die sich aufdrängten. Und weil man in dieser Phase gleichzeitig in sehr vielen unterschiedlichen Rollen mit großer Verantwortung stecke, gäbe es auch viele Ups und Downs, durch die man durchmüsse.[3]

Das gilt natürlich erst mal auch für Männer. Da Frauen aber heute nicht mehr mit 60 sterben, wie es noch in den frühen 1920er-Jahren der Fall war,[4] sondern im Schnitt 83 Jahre alt werden,[5] fallen bei ihnen jetzt eben auch noch die Wechseljahre genau in die Mitte des Lebens. Oder, um beim Wording zu bleiben: Sie drängen sich auf. Erst mal vor allem mit jeder Menge Tiefen.

Pasqualina Perrig-Chiello bezeichnet die Wechseljahre als einen „primär hormonell ausgelösten altersnormierten Lebensübergang". Klingt sehr verkopft, heißt aber nicht mehr als: Die Wechseljahre sind nicht verhandelbar und darum auch absolut vorhersehbar, weil sie ein Teil des ganz normalen menschlichen (in diesem Fall weiblichen) Entwicklungsverlaufs sind. Und trotzdem haben die Wechseljahre ja was von Weihnachten: Jede weiß genau, dass sie irgendwann da sein werden, und wenn es dann so weit ist, sind trotzdem alle völlig überrascht. Und überfordert. Warum ist das so?

Psssssst ...

Laut Pasqualina Perrig-Chiello, weil Menschen in der Regel zuversichtlich oder positiv in die Zukunft schauen und Negatives eher ausblenden. Und Wechseljahre seien für viele Frauen nun mal mit körperlichen und psychischen Beschwerden verbunden – klar, dass man sie also lieber erst mal zur Seite packt. Außerdem würden die Wechseljahre immer noch mit dem Ende der Jugendlichkeit und dem Beginn des Alterns gleichgesetzt werden – auch nicht unbedingt das, was die meisten Frauen mit Freude begrüßen. Jung sein und attraktiv sein ist in unserer Gesellschaft eben immer noch eine harte Währung – besonders für Frauen. Also besser gar nicht erst an die Wechseljahre denken und erst recht nicht über sie reden, alles frei nach dem Motto: Was ich nicht ausspreche, ist auch nicht da.

Und es stimmt: Obwohl die Wechseljahre in der letzten Zeit zum Glück und endlich sehr viel mediale Aufmerksamkeit bekommen haben und Frauen wie die Journalistin und Autorin Miriam Stein[6] mit ihrer Initiative #wirsindneunmillionen sogar dafür gesorgt haben, dass die Wechseljahre im Koalitionsvertrag der neuen Bundesregierung gelandet sind, treten sie in der breiten Gesellschaft weiterhin eher langsam aus dem Tabu ins Licht.

Als ich mit zwölf zum ersten Mal meine Periode bekam, fielen mir meine Mutter und ihre beste Freundin, die zufällig gerade zu Besuch war, jubelnd um den Hals und gratulierten mir. Nun sei ich aufgenommen in den Club der Frauen, wie herrlich das sei, sie freuten sich so für mich, das müsse unbedingt gefeiert werden. (Was für ein nahezu revolutionärer Akt das von den beiden war, meine erste Blutung zu feiern, statt mir lediglich etwas verschämt einen Tampon in die Hand zu drücken, weiß ich erst heute. Damals dachte ich, dass ich sicher nie mehr etwas Peinlicheres erleben würde als diesen Auftritt meiner Mutter und ihrer Freundin.) Als ich 38 Jahre später meine letzte Menstruation hatte, hat mir niemand begeistert die Hand geschüttelt. Auch nicht meine Mutter.

Viele Freundinnen haben mir in letzter Zeit berichtet, sie seien tagelang so erschöpft, sie könnten sofort im Stehen einschlafen. Oder würden die Treppe in den dritten Stock kaum noch hochkommen, weil ihnen die Gelenke so wehtäten – „Ich hab wirklich gedacht, ich hätte jetzt Rheuma und müsste mir eine Erdgeschosswohnung suchen“. Oder hätten fast über Nacht vier Kilo zugenommen und „alle am Bauch“. Keine Einzige hat laut und deutlich gesagt: „Ich bin in den Wechseljahren.“

Und sind wir mal ehrlich: Welche Frau geht freiwillig zu ihrem 15 Jahre jüngeren männlichen Vorgesetzten oder Kollegen und sagt: „Sorry, ich performe heute nicht gut, ich habe sehr starke Blutungen“? Eben. Da bleibt man halt doch lieber zurückhaltend, man will ja auch niemanden belästigen.

Dazu kommt das reichhaltige Unwissen, das die Wechseljahre zur „Wundertüte“ macht. Obwohl es ihren eigenen Körper und vor allem auch ihre Gesundheit in und nach der hormonellen Umstellung angeht, wissen die meisten Frauen eben nicht, welche körperlichen und psychischen Beschwerden auf sie zukommen können, und sind so ahnungslos wie ich vor sieben Jahren. In der Schule lernen wir alle zwar die weiblichen Sexualorgane kennen und auch, wie der Zyklus funktioniert, dass der aber irgendwann auch wieder aufhört und was dann passiert, hat keinen Platz im Biologieunterricht. Bevor ich meine Beratung *www.be-moxie.de* gegründet habe, habe ich eine umfangreiche Umfrage unter 120 Frauen gemacht. Die Ergebnisse sind zwar nicht repräsentativ, aber trotzdem irritierend und meiner Meinung nach auch sehr bezeichnend: Nur drei dieser 120 Frauen haben auf die Frage, ob sie ihre Gynäkologin oder ihr Gynäkologe aktiv auf die Wechseljahre angesprochen habe, mit Ja geantwortet. Dafür hörten 21, als sie vorsichtig fragten, ob ihre Beschwerden wechseljahresbedingt sein könnten, einen dieser Sätze: „Das bilden Sie sich sicher ein", „Dafür sind die noch zu jung", „Sie sind nur gestresst", „Da müssen Sie durch".

Von den Frauen, die eine gynäkologische Praxis aufsuchen, haben einige Endometriose, einige einen unerfüllten Kinderwunsch, manche Eierstockkrebs, manche Myome an der Gebärmutter, ein paar vertragen die Pille nicht, ein paar haben sehr starke Regelschmerzen, aber ALLE kommen früher oder später in die Wechseljahre. OHNE. AUSNAHME. ALLE. Und trotzdem kennen sich immer noch viele Gynäkolog:innen selbst nicht gut genug aus, um den Frauen mit Beschwerden und starken Symptomen adäquat helfen zu können. Oder sie können sich aus abrechnungstechnischen Gründen nicht genug Zeit für diese Frauen nehmen. Weil Ärzt:innen in ihrem Studium das Thema Wechseljahre immer noch maximal streifen, wie mir eine befreundete Ärztin erzählte, und weil sie eine Beratung in Sachen Klimakterium exakt einmal im Quartal abrechnen könnten. Mit 17,54 Euro.[7] Egal, ob die Patientin total smooth durch ihre Wechseljahre gleitet oder ob sie wegen starker Symptome mehrfach im Quartal Beratung und Behandlung bräuchte.

Frauen, die sich also – aus welchen Gründen auch immer – nicht selbst in das Thema Wechsel hineinlesen, ordnen die eigenen Beschwerden vielleicht sehr lange nicht der hormonellen Umstellung zu, sondern ignorieren sie, rennen von Pontius zu Pilatus (sprich zu diversen Ärzten, die keinerlei Ursache finden können) oder erklären sich gleich selbst für verrückt. Wissen ist also auch hier Macht – um besser zu begreifen, warum die Wechseljahre bei so vielen Frauen auf so vielen Ebenen richtig reinhauen.

Die Hormone

Wenn man den Hormonen etwas mehr als nur einen flüchtigen Blick zuwirft, wird relativ schnell klar, wie groß ihr Einfluss in unserem Körper ist, wie fein aufeinander abgestimmt sie arbeiten und an wie vielen Stellen sie tatsächlich wirken. Einfache Zusammenfassung: überall. Hormone sind chemische Botenstoffe, die im gesamten Körper den Zellen und Organen sagen, was sie zu tun haben. Zahlreiche Körperzellen haben Hormonrezeptoren, also Stellen, an denen ein spezielles Hormon andocken kann und eben auch muss, damit komplexe Abläufe reibungslos funktionieren. Schon kleinste Hormonstörungen können enorme Auswirkungen haben, weil ein Hormon nicht nur eine einzelne Körperfunktion beeinflusst, sondern mehrere Vorgänge im Körper oft mit anderen Hormonen gemeinsam regelt.[8]

Sexualhormone

Östrogen und Progesteron sind eigentlich „Partner in Crime" – solange der Menstruationszyklus regelmäßig abläuft. Der eine (das Östrogen) bestimmt die erste Hälfte des Zyklus, der andere (das Progesteron) die zweite. Beide können nicht ohneeinander, ihre Zusammenarbeit ist aufs Feinste aufeinander abgestimmt, gesteuert vom Gehirn. Darum sind Östrogen und Progesteron dann auch die Hauptakteure im Wechseljahreschaos. Zwischen Ende 30 und den ersten Jahren der 40er – das ist sehr individuell – beginnen nämlich ihre Spiegel zu sinken. Zuerst kommt das Progesteron abhanden (vor allem durch den langsam zu Ende gehenden Vorrat an funktionstüchtigen Eiern), der Östrogenspiegel macht sich erst etwas später auf den Weg nach unten, was in etwa so aussieht:

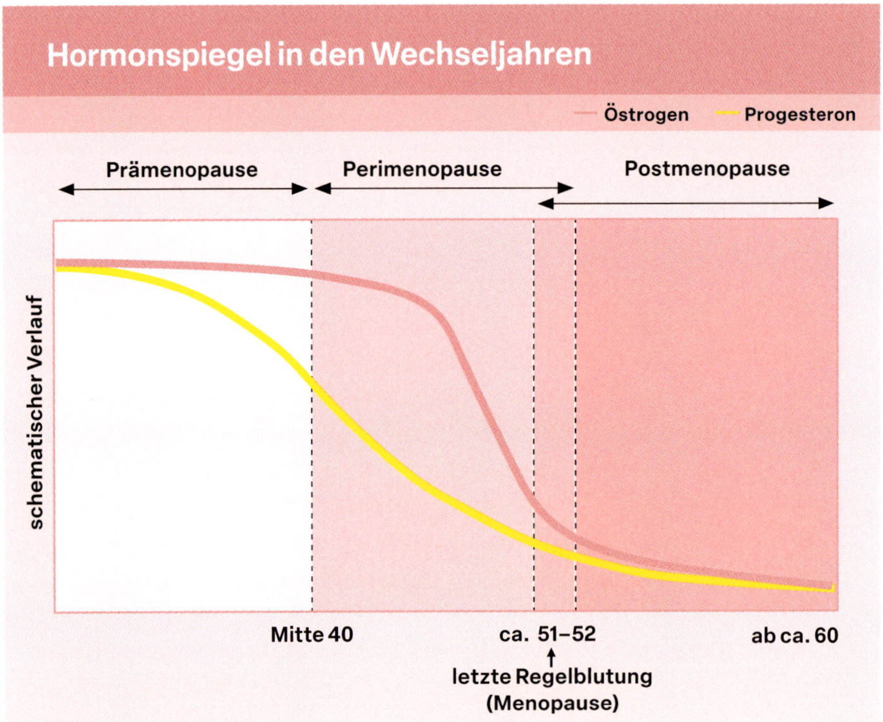

Bevor der Östrogenspiegel sinkt, macht er allerdings noch etwas anderes: ausflippen. Etwas seriöser ausgedrückt: Er schwankt. Und zwar nicht zu knapp.

Dieses teilweise extreme Auf und Ab, die Tatsache, dass die Östrogenwerte im Verhältnis zum Progesteron, immer mal wieder viel zu hoch sind (Östrogendominanz) und Spitzen des Folikel-stimulierenden Hormons FSH, sorgen für die meisten Symptome, die Frauen in der ersten Phase der Wechseljahre erleben können. Hier

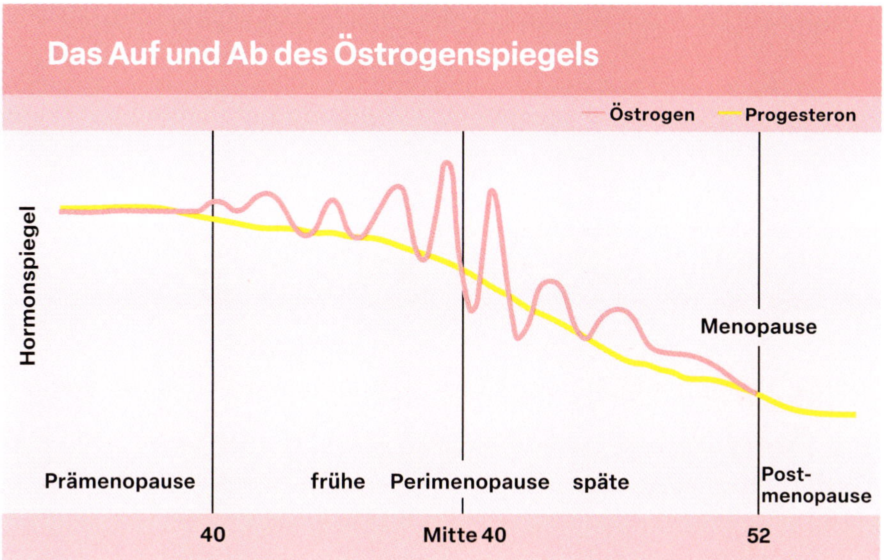

geht es meistens los mit Schlafstörungen, Stimmungsschwankungen, spannenden Brüsten und verstärkten Blutungen. Wenn der Östrogenspiegel nach einiger Zeit dann ebenfalls sinkt, können sich die Symptome noch mal verändern. Dann gesellen sich gern Hitzewallungen mit oder ohne Nachtschweiß, Gelenkschmerzen, Scheidentrockenheit und Konzentrationsprobleme dazu. Entgegen der immer noch weit verbreiteten Meinung, Testosteron sei ein „Männerhormon", spielt es auch im weiblichen Körper eine wichtige Rolle. Auch dieses Androgen, das im Laufe der Zeit ebenfalls weniger wird (der Rückgang beginnt allerdings früher als die Wechseljahre und ist vor allem altersbedingt) kann Symptome verursachen. Als da unter anderem wären: sexuelle Lustlosigkeit, Antriebslosigkeit, Erschöpfung, Gelenk- und Muskelschmerzen.

Stoffwechselhormone

In den Wechseljahren steigt das Risiko für eine Erkrankung der Schilddrüse – unter anderem zuständig für die Produktion von Stoffwechselhormonen. Schilddrüsen- und Reproduktionshormone stehen miteinander in enger Verbindung und beeinflussen sich gegenseitig. Das kann zum Beispiel Einfluss auf den Ablauf des Zyklus haben.[9] Auch andere Symptome einer Schilddrüsenfunktionsstörung wie depressive Verstimmungen ähneln denen der Wechseljahre oder können diese verstärken.[10] Es ist also auf jeden Fall ratsam, ab der Perimenopause auch die Schilddrüse hin und wieder checken zu lassen, wenn solche Symptome auftauchen.

Hunger- und Sättigungshormone

Mehr Appetit und mehr Heißhungerattacken – beides tritt gern in der frühen Phase der Wechseljahre auf. Der Grund: Durch den Rückgang der Sexualhormone und die ebenfalls auftretenden Schlafstörungen wird mehr Cortisol, ein Stresshormon, ausgeschüttet, was den Insulinspiegel beeinflusst.[11] Das Hormon Insulin reguliert den Blutzuckerspiegel. Wenn dauerhaft zu viel Insulin ausgeschüttet wird, kommt es zu besagten Heißhungerattacken und nicht selten sogar zu einer Insulinresistenz (die Zellen reagieren dann nicht mehr auf Insulin und lassen den Zucker nicht mehr rein, die Folge ist ein dauerhaft erhöhter Blutzuckerspiegel). Diese wiederum ist die Vorstufe von Diabetes Typ II. Außerdem wird mehr Ghrelin ausgeschüttet, das ist das Hungerhormon, dafür weniger Leptin, das ist das Sättigungshormon.[12] Ein weiterer Grund, etwas mehr zu essen, als es eigentlich nötig wäre.

Bücher für alle, die noch mehr über den hormonellen Umbau im Körper erfahren möchten:

- **Die „Bibel" unter den Büchern über die Wechseljahre:**
  Sheila de Liz: *Woman on Fire. Alles über die fabelhaften Wechseljahre.*
- **Für Frauen ab 35:**
  Dr. Judith Bildau: *Raus aus dem Hormonkarussell*
- **Für alle, die richtig tief einsteigen wollen:**
  Avrum Bluming & Carol Tavris: *Östrogen*

Viele Hormone können in dieser Zeit also viele Symptome verursachen. Insgesamt werden mindestens 40 mit der Hormonumstellung in den Wechseljahren in Zusammenhang gebracht. Noch mal in Worten: VIERZIG! Wenn man sich jetzt vorstellt, dass laut der Deutschen Menopause Gesellschaft acht von zehn Frauen mit Symptomen zu kämpfen haben, ein Drittel aller Frauen sogar mit solchen, die die Lebensqualität und die Funktionsfähigkeit im Beruf und Alltag stark einschränken,[13] wäre es schon von Vorteil, wenn man diese Symptome auch erkennen und einordnen könnte:

Psychische und körperliche Symptome, die in den Wechseljahren auftreten können

- Antriebslosigkeit
- Bluthochdruck
- Brain Fog
- depressive Verstimmung
- Frozen Shoulder
- Gelenkschmerzen
- Geräuschempfindlichkeit
- Gereiztheit
- gestörte Verdauung
- Gewichtszunahme
- Haarausfall
- innere Unruhe
- Inkontinenz
- Konzentrationsprobleme
- Libidoverlust
- Migräne
- Muskelschmerzen
- Nachtschweiß
- Osteopenie
- Panikattacken
- Pigmentstörungen
- Reflux
- Restless-Legs-Syndrom
- Rückenprobleme
- Schlafstörungen
- Scheidentrockenheit
- Schmerzen beim Sex
- Schwindel
- Selbstzweifel
- Spannungsgefühl in den Brüsten
- starke Monatsblutungen
- Stimmungsschwankungen
- taube Finger oder Füße
- Tinnitus
- trockene Augen
- trockene Haut
- unregelmäßige Zyklen
- Vergesslichkeit
- veränderter Körpergeruch
- vermehrtes Bauchfett („Meno-Belly")
- verstärktes PMS
- Wortfindungsstörungen
- Zunahme der Gesichtsbehaarung

Die Psyche

Vor einiger Zeit war ich abends mit meinem Freund aus. Wir hatten unseren letzten Urlaub in Südtirol verbracht und neben einer Bergbesteigung, die uns fast das Leben gekostet hätte, weil wir uns entschieden hatten, unsere Wanderstöcke im Auto zu lassen, hat uns dort vor allem eins nachhaltig beeindruckt: die Südtiroler Küche. Knödel mit Spinat, mit Käse, mit Speck, Wildgulasch, Geschnetzeltes, alles, was es an Mehlspeisen mit Quark und anderen Füllungen gibt – wir lieben es (ja, ich weiß, alles nicht sehr wechseljahreskompatibel, aber manchmal ignoriere ich solche Kleinigkeiten einfach. Zwischendurch braucht es eben auch mal reine Glücks-Eskalation auf dem Teller). In meiner unmittelbaren Nachbarschaft in Hamburg Eimsbüttel gibt es ein kleines, sehr feines Südtiroler Restaurant, und da gingen wir also hin, um uns das Urlaubsgefühl ein bisschen zurückzuholen. Am Tisch neben uns saß eine vierköpfige Familie. Im normalen Leben bestimmt ganz entzückende Menschen, an diesem Abend wurden sie meine persönlichen Boss-Monster. Denn irgendwann bekam diese Familie ihr Essen und der Vater begann zu kauen. Sehr laut zu kauen. Innerhalb von Sekunden überfiel mich eine derart große Wut darüber, dass mir dieser Mann mit seinem unmöglichen Verhalten meinen ganzen wundervollen Abend verdarb – ich konnte mich auf nichts anderes mehr konzentrieren. Nicht auf das Gespräch mit meinem Freund, nicht auf mein eigenes Essen, ich hörte nur noch dieses Kaugeräusch am Nachbartisch und fühlte diesen brennenden Furor, der sich in meiner Brust breitgemacht hatte und da auch hartnäckig sitzen blieb. Als ich kurz davor war, den Mann zu beschimpfen und darauf hinzuweisen, dass er dringend bessere Tischmanieren bräuchte, zog mein Freund die imaginäre Notbremse und bat den Kellner leicht genervt um einen anderen Tisch, es sei doch etwas zugig an unserem. Es gab nur noch draußen freie Plätze und da war es dann tatsächlich ziemlich zugig, es war nämlich Ende Oktober.

Wutausbrüche ohne wirklichen Grund hatte ich eine Zeitlang mehrmals am Tag. Leute, die nicht schnell genug über den Zebrastreifen gingen, schreiende Babys vor meiner Wohnung, Freundinnen, die nicht innerhalb von Minuten auf meine WhatsApp-Nachrichten antworteten – völlig unbedeutende Kleinigkeiten brachten mich so in Rage, dass ich am liebsten irgendwas kaputt gemacht hätte. Und auch Tage, an denen ich schon morgens beim Aufstehen so niedergeschlagen war, dass mir nichts gelingen und ich völlig kraft- und energielos einfach nur zurück ins Bett wollte, sind mir nicht unbekannt. Auch da: Kein Grund in Sicht. Am nächsten Morgen, manchmal auch schon am selben Abend war wieder alles okay und die Traurigkeit wie weggeblasen.

Emotionale Eskalation

Stimmungsschwankungen mit den unterschiedlichsten Gefühlen, die von einer Sekunde auf die andere über Frauen hereinbrechen, sind typisch für die frühen Wechseljahre, also die Perimenopause. Aggression, Gereiztheit, Traurigkeit, Ungeduld, Dünnhäutigkeit, Wut, Erschöpfung – es ist wirklich alles dabei.

Mein Zusammentreffen mit dem lauten Knödel-Kauer ist dabei sicherlich eine der amüsanteren Geschichten, aber natürlich haben diese Gefühle oft etwas sehr Beunruhigendes. Weil sie auf den ersten Blick nicht zu erklären und auch nicht zu kontrollieren sind. Und weil viele Frauen diese Gefühle von sich selbst schlicht und ergreifend nicht kennen (oder sie sehr lange nicht zugelassen haben) und darum unter Umständen befürchten, ernsthaft verrückt zu werden. Hundertprozentig sicher ist die Medizin nicht, wie es zu diesen starken Gefühlsschwankungen kommt, verdächtig ist hier das weniger werdende Progesteron, dem eine angstlösende, beruhigende und entspannende Wirkung zugeschrieben wird, und auch die generellen Hormonschwankungen könnten die Ursache sein.[14]

Für einige Frauen werden in dieser Zeit Panikattacken, depressive Verstimmungen oder sogar eine ausgewachsene Depression zu einem wirklich ernsthaften Problem. Besonders wer bereits in früheren Jahren depressive Phasen hatte oder unter einer postnatalen Depression gelitten hat, hat ein erhöhtes

Risiko, in den Wechseljahren erneut eine depressive Phase zu durchleben. Fatalerweise werden diese von Ärzt:innen häufig nicht mit der hormonellen Umstellung in Verbindung gebracht, sondern mit Psychopharmaka behandelt.[15]

> „Die Depression kam wie aus dem Nichts, als ich gerade 50 geworden war. Erst dachte ich noch, ich sei bestimmt nur etwas ‚overwhelmed' von dieser Zahl. 50 – ich hatte mich tatsächlich etwas vor diesem runden Geburtstag gefürchtet. Aber das Gefühl von tiefer Traurigkeit ging einfach nicht wieder weg. Alles war mir zu anstrengend, ich hatte überhaupt keine Energie mehr, ich weinte eigentlich den ganzen Tag, zog mich völlig zurück und wollte nur noch allein sein. Meine Cousine wies mich darauf hin, dass die Depression etwas mit den Hormonen zu tun haben könnte, also suchte ich als erstes Hilfe bei meiner Frauenärztin und nicht bei einem Therapeuten. Die allerdings schickte mich genau dorthin. Ich saß völlig zerstört vor ihr, bat sie, einen Hormonstatus zu machen, aber sie sagte: ‚Ich weiß ehrlich gesagt nicht, was sie von mir wollen, sie gehören zu einem Psychiater.' Der diagnostizierte eine Depression und einige Zeit später bekam ich einen Platz in einer Klinik in Bayern, um mich behandeln zu lassen. Dort verbrachte ich die nächsten acht Wochen, machte von Gruppen- bis Maltherapie alles mit. Das hat mir auch geholfen, irgendwie hat ja jeder ein paar Dinge in seinem Leben, die man mal aufräumen kann, und bei mir war es das sehr schwierige Verhältnis zu meiner Mutter. Aber auch nach dem Klinikaufenthalt hatte ich immer wieder depressive Phasen. Irgendwann nahm ich dann auch Psychopharmaka, wogegen ich mich lange gewehrt hatte aus Angst vor einer Abhängigkeit. Ich war dann wegen meiner sehr starken Blutungen bei der Frauenärztin – einer neuen, meine alte Gynäkologin war mittlerweile in den

Ruhestand gegangen. Die neue Ärztin verschrieb mir Hormone. Ab da ging es mir tatsächlich viel besser und ich fühle mich heute viel stärker. Ob wirklich nur die Wechseljahre an meiner Depression schuld waren, weiß ich natürlich nicht. Ich glaube aber, dass sich das alles höchstwahrscheinlich nicht so schlimm entwickelt hätte, wenn mich meine Gynäkologin damals nicht weggeschickt, sondern mich ernster genommen und einen Blick auf meinen Hormonhaushalt geworfen hätte."

— Anke, 56, Lehrerin

Der Körper

Gewichtszunahme.

Das Wort lasse ich mal imposant allein in einer Zeile stehen, um die große Bedeutung zu unterstreichen, die es für sehr viele Frauen in den Wechseljahren bekommt. Und diese Bedeutung ist natürlich keine positive. 90 Prozent aller Frauen in den Wechseljahren nehmen zu, im Schnitt 0,7 Kilo pro Jahr (da der Wechsel durchaus auch mal zehn Jahre dauern kann, kann da schon einiges zusammenkommen) – obwohl sie dasselbe essen und sich genauso viel oder wenig bewegen wie vorher. Bei den meisten wird es vor allem um die Taille eng: Das neu gewonnene Körperfett sammelt sich bevorzugt am Bauch an. Den man dann auch mehr oder weniger liebevoll den „Meno-Belly" nennt. Altersbedingt verliert der Körper immer mehr Muskelmasse und ersetzt diese durch Fettmasse (was übrigens nicht nur Frauen passiert, sondern auch Männern). Das Fehlen des Östrogens verändert zusätzlich die Funktionalität des Muskels. Weniger Muskeln bedeutet reduzierter Grundumsatz. Heißt schlicht und ergreifend: Wir verbrennen nicht mehr so viele Kalorien. Dazu kommen die bereits oben erwähnte Insulinresistenz und der schlechte Schlaf, die eine Gewichtszunahme ebenfalls fördern.

Durch den Wegfall des Östrogens verändert sich aber zusätzlich auch noch die Fettverteilung: Statt wie bisher am Po und an den Oberschenkeln, setzt der Körper jetzt bevorzugt am Bauch an.[16] Mal ganz davon abgesehen, dass die meisten Frauen das nicht besonders schön finden (und lästig, weil plötzlich die Hosen nicht mehr zugehen), ist es ab einer bestimmten Menge auch gefährlich. Denn Bauchfett ist viszerales Fett, das leider entzündungsfördernde Botenstoffe produziert und das Risiko für Herzinfarkt und Schlaganfall erhöht. Diese Kilos wieder loszuwerden ist zwar möglich, bedarf aber viel größerer Anstrengung als vor den Wechseljahren, wie viele Frauen aus leidvoller Erfahrung wissen.

Und es ist ja nicht nur der Bauch. Es fühlt sich eher so an, als würden sich Jugend, Attraktivität, Schönheit und Fruchtbarkeit gleichzeitig verabschieden. Die Haare werden dünn und grau oder fallen gleich ganz aus. Die Haut wird trocken, ist voller Altersmale und an einigen Stellen hängt sie, als hätte sie sich über Nacht verdoppelt. Der Hintern wird flacher, der Bauch runder, plötzlich muss man die nächste Konfektionsgröße kaufen. Oder die übernächste.

Body-Negativity

Mein Freundinnen- und Bekanntenkreis besteht aus so vielen durchsetzungsstarken, erfolgreichen und schlauen Frauen, so gut wie keine Einzige von ihnen kann diese optischen Veränderungen ihres Körpers, der scheinbar außer Kontrolle gerät, einfach entspannt hinnehmen. Wie auch? Die meisten Frauen verbringen einen großen Teil ihres Lebens damit, ihren Körper und ihr Aussehen zu optimieren oder zumindest in den Zustand zu bringen, der ihnen gesellschaftlich und medial als der richtige vorgegeben wird: schlank, trainiert, aber bitte nicht zu muskulös, mit glatter Haut, natürlich cellulitefrei. Kopfhaare werden gefärbt, Körperhaare abrasiert oder weggelasert, für ein normales Tages-Make-up braucht man mittlerweile sieben unterschiedliche Pinsel, die Abschmink- und Pflegeroutine besteht aus etwa elf Schritten mit angeblich unverzichtbaren Produkten.

Frauen, die gerade nicht mit ihrem eigenen Körper beschäftigt sind, befassen sich mit dem anderer Frauen. Heißt: Sie vergleichen sich. Ständig. Mit anderen Frauen im Gym, mit ihren Freundinnen, Kolleginnen, wildfremden Frauen, denen sie auf der Straße begegnen. Bevorzugt aber mit völlig ungeeigneten „Vorbildern": KI-bearbeiteten Models, natürlich 25 Jahre jünger als sie selbst, Schauspielerinnen auf roten Teppichen und mittlerweile auch mit Influencerinnen, die vorleben, dass man mit dem richtigen Post-Workout-Shake, den richtigen Nahrungsergänzungsmitteln und ein bisschen Disziplin auch so strahlend sein könnte wie sie.

Ältere Frauen machen das nicht mehr? Von wegen. Eine Studie der Pflegemarke DOVE von 2024[17] hat ergeben, dass 53 Prozent der älteren Frauen sehr selbstkritisch ihrem Äußeren gegenüber sind (unter den jungen Mädchen sind es nur 45 Prozent) und 60 Prozent aller erwachsenen Frauen gaben an, schon mal an einem wichtigen Ereignis in ihrem Leben nicht teilgenommen zu haben, weil sie nicht glaubten, gut genug auszusehen. Wenn es doch mal eine tut, gerät die westliche Welt in kollektive Aufruhr. Vor einiger Zeit ging ein Foto von Molly Galbraith, Mitbegründerin der amerikanischen Online-Akademie „Girls Gone Strong"[18] viral. Es wurde vom People Magazin, der Cosmopolitan und von Prominenten wie Aston Kutcher und Zooey Deschanel geteilt und im amerikanischen Frühstücksfernsehen gezeigt. Am Ende hatten es weltweit 466 Millionen Menschen angeschaut. Was auf dem Bild zu sehen war? Molly. Im Bikini an einem Strand. Die Zeile unter dem Bild: „Ich mag meinen Körper, wie er ist. Und ich habe kein Interesse daran, ihn zu verändern." Mehr nicht. Die Botschaft „Frau in den USA mag ihren Körper" wurde quasi zu einer internationalen Nachricht, so unglaublich schien sie zu sein.

Leider sagen diesen Satz nur wenige Frauen. Ein im Juni 2025 erschienener Artikel in National Geographic berichtet sogar darüber, dass Essstörungen unter Frauen in der Peri- und Postmenopause deutlich zugenommen haben. Auslöser unter anderem: der soziale Druck, schlank zu bleiben. Und das Gefühl, sich so die Kontrolle zurückzuholen, die sie aufgrund der multiplen

Herausforderungen der Lebensmitte zumindest vorübergehend verloren haben.[19]

Die Wechseljahre mit all ihren Begleiterscheinungen können die Beziehung zum eigenen Körper scheinbar tief erschüttern. Nicht nur, weil er sich hormonell umbaut, schwerer wird, weicher, verletzlicher. Sondern weil Frauen gelernt haben, ihren Wert auch über seine Form, sein Aussehen und seine Sichtbarkeit zu definieren. Wenn man dann plötzlich aus der kulturellen Vorstellung von „attraktiv" herausfällt – nicht nur weil man sich verändert, sondern weil andere aufhören einen wahrzunehmen (oder man das zumindest meint) –, entsteht ein ganz schön tiefer Riss im Selbstbild.

Das Leben

Meine größte Herausforderung in den letzten Jahren war der Tod meiner Mutter. Sie starb drei Monate nach einem schweren Herzinfarkt, mein Vater, mein Bruder und ich mussten an ihrem 74. Geburtstag entscheiden, ob wir die medizinische Versorgung einstellen und sie gehen lassen. Meine Mutter hatte glücklicherweise eine sehr detaillierte Patientenverfügung, leicht war diese Entscheidung natürlich trotzdem nicht. Wenn ich heute darüber nachdenke, habe ich in den Monaten davor funktioniert wie ein Uhrwerk. Ich bin ständig zwischen Hamburg und meiner Heimatstadt Gelsenkirchen hin- und hergefahren. Wenn ich nicht vor Ort war, habe ich jeden Abend mindestens eine halbe Stunde mit meinem Vater telefoniert und versucht, ihn mit Optimismus und Zuspruch zu unterstützen, obwohl ich mich selbst hundeelend fühlte. Nicht nur er hatte Angst um seine Frau, mit der er 58 Jahre seines Lebens verbracht hatte, sondern auch ich um meine Mutter, die immerhin 51 Jahre auch in meinem Leben gewesen war. Zwischendurch habe ich natürlich weiterhin jeden Tag in der Agentur gearbeitet (allerdings mit wirklich großer Unterstützung von meinen Kolleg:innen und auch meiner Chefin, wofür ich heute noch sehr dankbar bin) und versucht, meinen Alltag auch ansonsten aufrechtzuerhalten. Als meine Mutter gestorben war, hatte ich das Gefühl, mit ihr auch einen Teil meiner Basis und meiner Sicherheit verloren zu haben. Ich war 51, lebte seit 26 Jahren in Hamburg und wohnte seit 30 Jahren nicht mehr zu Hause, aber ich begriff, dass in meinem Unterbewusstsein immer dieser eine Gedanke gewesen war: „Wenn irgendwann mal alles schiefgeht, sind da immer noch meine Eltern." Die eine Hälfte dieser Eltern und dieser Sicherheit war nun nicht mehr da.

Ich will jetzt nicht sagen, wir hätten es gut gehabt, aber im Nachhinein empfinde ich es als Segen, dass meine Mutter, wenn sie dann schon nicht wieder gesund werden, wenigstens gehen konnte, statt zu einem Pflegefall zu werden. Wenn Eltern dement werden, nicht mehr mobil sind oder andere schwere Erkrankungen bekommen, man dann einen Platz in einem Pflegeheim für sie finden muss oder sich sogar entschließt, sich selbst um ihre Versorgung zu kümmern, verlässt man – zumindest zeitweise – die Tochterrolle und wird zur Erziehungsberechtigten oder zum Pflegepersonal von Mutter oder Vater. Ein weiterer Punkt auf der eh schon umfangreichen Liste „Care-Arbeit" von Frauen.

Und das ist nicht die einzige Rolle, die sich in der Lebensmitte ändert: Kinder sind plötzlich erwachsen und ziehen aus, wo eben noch alles voller Leben war, ist plötzlich sehr viel leerer Raum. Natürlich ist das auf der einen Seite sehr befreiend und macht Platz für eigene Bedürfnisse, auf der anderen Seite ist es aber auch ein Abschied, und zwar nicht nur vom Kind, das jetzt nicht mehr jeden Tag am Frühstückstisch sitzt, sondern von einer kompletten Lebensphase. Und von der Rolle „kümmernde Mutter". Da braucht man dann schon mal ein, zwei Gedanken, um herauszufinden, wofür man eigentlich in Zukunft gebraucht werden könnte.

Nicht zu vergessen die Beziehung zum Partner. Die kann natürlich auch nach vielen Jahren noch vertraut, innig und verbunden sein. Die kann aber auch auf den Prüfstand gestellt werden, weil Nähe fehlt oder Sex, weil jeder eigentlich schon längst für sich allein lebt und dann Fragen aufkommen wie:

Was sind eigentlich unsere Ziele für die nächsten 20 Jahre? Welche Gemeinsamkeiten haben wir noch? Was ist da noch an Liebe und was ist eher Gewohnheit? Und manchmal kommt einem die Partnerschaft dann auch ganz abhanden:

> „Nach 17 Jahren Ehe hat mein Mann eines Tages beschlossen auszuziehen und von jetzt an auf dem Land leben zu wollen. Ich könne gern mitkommen, er hätte allerdings keine Lust mehr auf die Stadt. Weil ich lieber in Frankfurt bleiben, meinen Job behalten und unseren Sohn nicht aus der Schule nehmen wollte, versuchten wir es eine Zeitlang mit so einer Art Wochenendbeziehung. Das funktionierte aber nicht, weil mein Mann sich einfach nicht mehr zuständig fühlte. Der komplette Alltag mit einem Teenager blieb an mir hängen. Mein Mann war der Meinung, unser Sohn brauche ihn jetzt mit 15 nicht mehr, was natürlich völliger Unsinn war. Nach drei Jahren mit unzähligen Diskussionen und Auseinandersetzungen trennten wir uns. Mittlerweile ist das für mich in Ordnung, mein Sohn ist erwachsen und ich kann dem Alleinleben sehr viel abgewinnen. Aber in manchen Momenten kann ich immer noch nicht fassen, dass meinem Mann das alles plötzlich nicht mehr wichtig war. Meine Vorstellung war immer eine andere gewesen: dass wir auf jeden Fall zusammen alt werden. Es hat doch ein bisschen gedauert, zu akzeptieren, dass das offensichtlich nicht seine Vorstellung war."
>
> **—Claudia, 52, Vermögensberaterin**

Und jetzt?

Erst mal atmen.

Ja, das war jetzt viel. Viel Veränderung, viel Krise, viel Verlust. Und darum ist es wichtig, an dieser Stelle zu sagen: Vieles vom oben Beschriebenen KANN passieren, es muss aber nicht. Wie jede Lebensphase sind auch die Wechseljahre und die Lebensmitte ganz individuell – und wie beides von jeder Frau erlebt wird ebenfalls. Aber die letzten Seiten verdeutlichen eben auch: Es passiert in dieser Lebensphase möglicherweise so viel auf einmal, da ist der Gedanke „Mir entgleitet das alles" sehr nachvollziehbar. Denn während die Umwelt (Familie, Vorgesetzte, Partner) noch nichts bemerkt hat oder bemerken will und natürlich davon ausgeht, dass alles so weiterläuft wie bisher, funktioniert der Körper nicht mehr richtig, die Psyche gerade auch nicht und das eigene Selbstverständnis wird infrage gestellt. Leider aber erst mal ohne eine Antwort, wie das neue denn dann sein könnte. Die Überforderung ist real. Und zwangsläufig, so Pasqualina Perrig-Chiello: „Biografische Übergänge verlangen immer eine Neudefinition der Identität." Die hänge nämlich nicht nur davon ab, was wir über uns denken, sondern auch davon, was die Gesellschaft und unser Umfeld von uns erwarten. „Die körperlichen und psychischen Veränderungen sind dann natürlich mit Unzufriedenheit und Verunsicherung verbunden, weil das, was bisher galt und gut funktionierte, plötzlich nicht mehr stimmt." Kurz: Das alte Ich passt nicht mehr, das neue ist noch nicht fertig – und genau da entsteht das Gefühl von Frust und Unruhe.

Aber irgendwann darf das auch gern wieder vorbei sein mit der Verunsicherung, der Unzufriedenheit und der Ängstlichkeit. Nur, wie kommt man dahin? Abwarten und aushalten? Versuchen, so viel wie möglich zu reparieren? Sich einfach ein bisschen mehr zusammenreißen? „Es gibt natürlich kein Rezept dafür, wie man den Umbruch in den Wechseljahren am besten bewältigen kann. Festhalten am Alten, zum Beispiel am Bild der sexuell begehrten und beruflich dynamischen, jungen Frau, ist allerdings ganz sicher nicht der richtige Weg, das macht nur noch mehr Frust. Besser wäre es, diese Veränderungen als Teil des Lebens zu akzeptieren, ohne die Selbstverantwortung abzugeben."

Aha! Akzeptanz.

Klingt nachvollziehbar, klar. Aber wenn man mitten in diesem Wahnsinn steckt, denkt man ja blöderweise nicht: Oh, guck an, ein biografischer Übergang, wie interessant. Sondern eher: Was zur Hölle passiert hier eigentlich gerade? Ich will das nicht hinnehmen, ich will, dass das aufhört.

Aber Akzeptanz bedeutet nicht, das Steuer aus der Hand zu geben, und erst recht nicht Kapitulation. Akzeptanz ist nicht hinnehmen, Akzeptanz ist annehmen. Und das ist ein großer Unterschied.

Psychologisch betrachtet ist Akzeptanz nämlich keine Resignation. Die würde sagen: „Ich gebe auf." Zu resignieren bedeutet, keine Hoffnung zu haben, dass sich Dinge doch noch verändern lassen, und sich dann innerlich zu entziehen. Akzeptanz dagegen heißt: „Ich sehe klar, was ist, und ich benenne es auch. Und ich entscheide mich, nicht mehr dagegen anzukämpfen. Ich richte meine Kraft nach vorn."

Sich selbst erkennen

Auch die Therapeutin Dr. Serena Lozza, die langjährige Erfahrung in der therapeutischen Arbeit mit Frauen in den Wechseljahren hat, plädiert für innehalten und wahrnehmen: „Zuallererst braucht man eine Antwort auf die Frage: ‚Was ist da in meinem Leben überhaupt gerade los?' Bevor man nicht weiß, wo man eigentlich gerade steht, was man fühlt und was man braucht, bekommt man auch die Kontrolle nicht zurück."

Eine mögliche Neuausrichtung des Lebens oder zumindest von Teilen davon, wie sie den Wechseljahren ja so oft zugeschrieben werde, sei deshalb auch erst viel später möglich. „Man muss sich frei machen von dem Gedanken: Ich muss da was daraus lernen. Das ist nicht der erste Schritt. Und auch nicht der zweite. Sich selbst zu erkennen, das ist der erste."

Der Psychologe Rick Hanson beschreibt Akzeptanz als einen Prozess, der Menschen aus dem Widerstand herausführt und ihre Energie freisetzt. Und zwar nicht für den Kampf gegen das, was sie eh nicht (mehr) ändern können, sondern für das, was sie tatsächlich beeinflussen können.[20]

Belegt ist das in unterschiedlichen Studien, unter anderem zu den Themen Achtsamkeit, psychologische Flexibilität und Resilienz. Die zeigen tatsächlich, dass Akzeptanz messbare Effekte im Gehirn hat.[21] Menschen, die regelmäßig Akzeptanz praktizieren, zeigen eine veränderte Gehirnaktivität: nämlich weniger Aktivität in stressassoziierten limbischen Arealen und eine bessere, weil effizientere Emotionsregulation, die weniger kognitive Anstrengung erfordert. Akzeptanz wirkt sozusagen wie ein inneres Stoppschild für diese Denkspirale, in die man so gern gerät, wenn man vor Entscheidungen, Problemen oder eben Veränderungen steht: Statt sich in ständig von vorn beginnenden Grübelschleifen zu verfangen und sich immer wieder die Frage zu stellen „Warum passiert mir das?" (auf die es natürlich auch nach Schleife 16 immer noch keine Antwort gibt), kommt man in einen Modus der konstruktiven Selbststeuerung und fragt sich stattdessen: „Was ist jetzt wichtig?" (mehr dazu in Kapitel 6). Studien deuten darauf hin, dass Menschen mit ausgeprägter Achtsamkeit bzw. Akzeptanz ein höheres Maß an emotionaler Intelligenz besitzen,[22] wer Akzeptanz regelmäßig trainiert, wird außerdem psychologisch flexibler.[23]

Im Gegensatz zur Resignation ist Akzeptanz also kein passiver Zustand, sondern ein aktiver psychischer Vorgang, der Klarheit, Mut und oft auch Trauerarbeit erfordert. Denn auch das gehört zur Akzeptanz: Altes wertzuschätzen – immerhin hat alles, was in der Vergangenheit war, was man erlebt und getan hat, einen zu der Person gemacht, die man heute ist – und sich dann davon zu verabschieden, wenn es nötig ist. Und das bedeutet auch, traurig sein zu dürfen und zu bedauern, dass bestimmte Dinge im Leben anders werden oder eben gar keine Rolle mehr spielen. Auch wenn der Verlust eines Menschen ohne Frage natürlich das Worst-Case-Szenario ist – Trauer kann auch eine Reaktion auf andere bedeutende Verluste sein, die Frauen in der Mitte des Lebens erleben: von Beziehungen, von Jugend, Gesundheit, beruflicher Rolle oder dem Selbstbild. Diese Verluste laufen nur leider komplett unter dem gesellschaftlichen Radar und werden darum so gut wie nie gewürdigt – es gibt keine Rituale für sie, keinen Trost, keinen Raum für die Wut und die Trauer, die mit ihnen verbunden sind. Aber nur weil sie niemand zur Kenntnis nimmt, sind sie ja nicht weniger heftig.

Als ich damals aus der Agentur ausgestiegen bin, habe ich gedacht: „So. Haken hinter. Kurz drei Wochen Urlaub, weiter geht's." Da hatte ich leider falsch gedacht. Dieser Abschied dauerte viel länger. Ich hatte nicht einfach irgendeinen Job gekündigt, ich hatte all meine wunderbaren Kollegen zurückgelassen, die Zugehörigkeit zu einem Team und das, was ich in zwölf Jahren in diesem Laden mit aufgebaut und verändert hatte. Und ich hatte „Gruner + Jahr" zurückgelassen, den Hamburger Traditionsverlag zu dem unsere Agentur gehörte und bei dem ich 25 Jahre gearbeitet und meine Ausbildung gemacht hatte. Dieses Haus war meine berufliche Heimat, die ich nun verließ. (Dass dieser Verlag dann auch noch von RTL gefressen wurde, hat mir das Herz endgültig gebrochen. Aber das ist eine andere Geschichte.) Da ging also kein Job zu Ende, sondern ein ganzer Lebensabschnitt. Den großen Verlust, den das für mich bedeutete, musste ich nicht nur erkennen, sondern dann auch aushalten und verarbeiten. Und das dauerte nicht drei Wochen, sondern fast ein halbes Jahr.

Klar, man will nicht trauern. Trauern tut weh und ist anstrengend. Aber Trauer, die man nicht rauslässt, bleibt im System hängen und lähmt und blockiert jede neue Entwicklung. Trauer zuzulassen bedeutet in diesem Fall also: Ich sehe, was mir so lange wichtig war, aber jetzt lasse ich's los. Und ich erlaube mir, weiterzugehen, und mache damit Platz für das, was als Nächstes kommt. Trauer ist sozusagen Selbstfürsorge.

Serena Lozza möchte Frauen dazu ermutigen, in ihre Gefühle „hineinzuschlüpfen", statt sie zu ignorieren, und zu gucken, was diese zu sagen haben. Das sei erstens sehr entlastend, zweitens habe man dann auch eine gute Chance, die eigenen Bedürfnisse, denen man schon etwas länger nicht mehr zugehört hat oder die sich genau jetzt komplett wandeln, zu erkennen und sie auf der eigenen Prioritätenliste ein paar Platzierungen weiter nach oben zu schieben.

„Bei vielen stehen ja jahrelang nicht die eigenen Themen im Vordergrund, sondern die der Kinder, des Partners oder des Arbeitgebers, und allein zu merken, dass diese Anforderungen gar nicht (mehr) den eigenen Bedürfnissen entsprechen, ist ein großer Schritt. Danach kann man sich in Ruhe überlegen, in welche Dinge man weiterhin Energie stecken möchte und welche die Themen sind, die man lieber abschließen möchte." (Serena Lozza)

Das klingt jetzt schön einfach, aber natürlich kann man Akzeptanz nicht mal eben schnell „beschließen" und das, womit man hadert, einfach so beiseitelegen. Alles ist erreichbar, alles ist lösbar, alles ist optimierbar – das ist normalerweise das Mantra in unserer Gesellschaft. Die meisten bringt darum ja schon ein verregneter Jahresurlaub in Dänemark, eine mittelmäßige Pasta im Hochpreis-Restaurant oder eine totlangweilige Serienstaffel derart auf die Palme, dass sie nur mit größter Mühe auch wieder runterkommen. Und jetzt soll man also gelassen damit umgehen, dass gerade der eigene Lebensentwurf implodiert?

Sagen, was ist.

Die Dinge so zu akzeptieren, wie sie sind, ist ein Prozess. Und der dauert. Und ist manchmal ganz schön unangenehm. Aber, wie etwas weiter vorne schon mal erwähnt, Akzeptanz kann man lernen. Und üben.

Ein guter Anfang wäre es schon mal, nicht immer gleich in Aktionismus auszubrechen. Situationen oder Gefühle also nicht gleich zu analysieren, wenn sie auftauchen. Sie nicht gleich bearbeiten zu wollen. Und erst recht nicht, sie zu bewerten. Letzteres wird bei vielen Frauen nämlich fast reflexhaft ausgelöst: „Das hätte ich besser machen können“, „Da hätte ich dran denken müssen“, „Ich hab gar keinen Grund, mich so zu fühlen, anderen geht es ja viel schlechter“, „Ich bin auch selber schuld“. Stattdessen: einfach nur „sagen, was ist“, um mal den Vater des Journalismus und Spiegel-Gründer Rudolf Augstein zu zitieren (der den Satz natürlich in vollkommen anderem Zusammenhang gesagt hat und damit die journalistische Leitlinie des Spiegels und nicht den Umgang mit Chaos in der Lebensmitte meinte). Danach kann man die Perspektive wechseln und schauen, wozu man da gerade aufgefordert wird: vielleicht, einen alten Anspruch loszulassen. Geduld zu lernen. Sich abzugrenzen. Und nicht ständig zu denken: „Wenn du dich nur genug anstrengst, wird alles besser.“ DAS ist nämlich anstrengend.

Akzeptanz ist natürlich nicht das Ende der Krise, kann aber so eine Art Wendepunkt sein. Wenn man nämlich endlich mal denkt: Es ist okay, nicht okay zu sein. Vor allem jetzt! Dann hört man vielleicht noch einen zweiten, etwas leiseren Gedanken: „Es könnte ja sein, dass demnächst doch alles wieder gut wird. Nur vielleicht etwas anders ...“

7 Tage – 5 Minuten – 1 Satz
Eine kleine Akzeptanzübung

Aufschreiben ist ja immer eine gute Idee. Das gilt nicht nur für Einkaufszettel, sondern auch in Sachen Akzeptanz. Die entsteht nämlich auch durch Wiederholung. Statt an jedem Abend aufzuschreiben, wofür man dankbar ist (kann man ja zusätzlich machen), vervollständigt man sieben Tage lang jeden Abend den Satz: *„Heute habe ich akzeptiert, dass …"*

Beispiele:
… meine Kollegin schon wieder recht hatte.
… die Frau neben mir das Workout schneller geschafft hat.
… meine Mutter mir wahnsinnig auf die Nerven gegangen ist.

Das verändert nicht gleich alles, aber vielleicht ein bisschen das Verhältnis zur eigenen Realität und zur eigenen Wahrnehmung.

Kapitel 2
Optimismus

Alles wird gut.
Vielleicht.
Aber anders.

Würde mich jemand dazu auffordern, ein Ranking zu erstellen mit den drei wichtigsten Kernkompetenzen oder besser gesagt Charaktereigenschaften, die ich mir selbst zuschreibe, würde ich schätzungsweise Folgende nennen:

Platz 1 Empathie
Platz 2 Toleranz
Platz 3 Selbstbewusstsein

Danach folgen Humor, Disziplin, Durchsetzungsstärke, Organisationstalent, Offenheit, Neugier und Ehrlichkeit (da möchte ich jetzt allerdings keine Plätze mehr vergeben, diese Eigenschaften und Fähigkeiten sind stark tagesform- und „Mensch, der mir gegenüber steht"-abhängig).

Optimismus würde mit viel Mühe – ähnlich vielleicht wie Deutschland auf der Liste „die glücklichsten Länder weltweit"[24] – höchstens auf Platz 22 landen. Nicht ganz am Ende, aber leider dann doch eher im gräulich gefärbten Mittelfeld.

Eigentlich ist aber auch das nicht die ganze Wahrheit, denn: Ich bin nicht optimistisch. War ich noch nie. Um es noch präziser auszudrücken: Ich gehe gern vom Schlimmsten aus. Führerschein, Abitur, Aufnahmeprüfung an der Journalistenschule, Bewerbungsgespräche, Präsentationen für große Etats, Workshop-Leitungen, ach, ich könnte noch 30 Beispiele nennen: Ich nehme grundsätzlich an, dass alles schiefgeht und ich grandios scheitern werde. Mein Freund ist da anders, der visualisiert einfach alles. Oder schickt Wünsche ans Universum: wenn wir im Hamburger Schanzenviertel abends um halb acht einen Parkplatz für seinen Kombi brauchen (kommt in der Wahrscheinlichkeit direkt hinter dem Gewinn des Eurojackpots), wenn er den Zuschlag für ein neues Projekt will oder wenn er Tickets für die Basketball-EM sucht, die seit Wochen ausverkauft ist. Da ist also deutlich mehr positive Einstellung auf seiner Seite. Und weil er eben so tickt und nicht so wie ich, hält er mir (mit wirklich bewundernswertem Durchhaltevermögen) seit anderthalb Jahren pro Woche mindestens einen Ted-Talk darüber, warum meine Selbstständigkeit sehr wohl ein Erfolg werden wird, während ich nach wie vor regelmäßig „Alte Frau sammelt Flaschen"-Visionen habe, wenn ich an meine Zukunft denke. Kurz: In oben imaginierte Aufzählung könnte ich spielend auch noch „Worst Case Szenario"-Creator setzen. Ich lebe frei nach dem Motto: Wenn ich vom Nullpunkt ausgehe, bin ich aufs Desaster bestens vorbereitet.

Dass ich kein bisschen übertreibe, sieht man auch daran, dass zwar nichts von den angesprochenen Dingen tatsächlich schiefgegangen ist – ich habe in meinem ganzen Leben noch keine wirklich katastrophale Niederlage hingelegt –, dass mein Gehirn aber trotzdem nicht in der Lage zu sein scheint, den Gedanken „Es ist bisher alles gut gegangen, es wird auch dieses Mal gut gehen", zu formulieren. Meine Lernkurve ist stattdessen eine Flatline und Optimismus in meinem Genom offenbar nicht angelegt.

Jetzt muss man natürlich auch zugeben, dass die Welt es einem gerade generell nicht sehr leicht macht, optimistisch zu sein, zu bleiben oder sogar zu werden. Die Morningroutine der meisten von uns beginnt ja nicht mit einem Glas gesundem Apfelessigwasser und Porridge mit Mandelmus, sondern mit diversen Pushnachrichten, die uns über die globalen und nationalen Ausnahmezustände informieren, und das bereits, wenn wir den Wecker am Smartphone ausstellen. Irre Typen um die 70 everywhere und alle versuchen, ihr gestörtes Ego aufzupimpen, indem sie Minderheiten drangsalieren, die Weltwirtschaft mit einem Handelskrieg überziehen oder Länder einnehmen, die ihnen nicht gehören. Wahlweise löschen sie sie einfach komplett aus. Noch vor nicht allzu langer Zeit habe ich mir im Kino mit einem wohligen Schauer das Popcorn aus den Zähnen gepult, wenn auf der Leinwand die Welt unterging – schön gruselig, aber auch schön unrealistisch. Heutzutage bleibt mir dasselbige bei solchen Szenen eher im Hals stecken – alles irgendwie gar nicht mehr so weit weg.

Dazu kommt der Tagesvorrat an real existierenden eigenen Problemen, der gelöst oder zumindest verwaltet werden will: die Nacht verklappen, die auch dieses Mal nur sechs Stunden hatte. Wieder alleine den Jahresurlaub für fünf Leute durchorganisieren, buchen und an die Sonnencreme denken. Das Herzrasen ignorieren, das zwischendurch durch die Brust jagt. Die Kolleg:innen vertreten, die krank oder in den Ferien oder beides sind. Die pubertierenden Kinder verstehen und aushalten, obwohl einem die eigenen Hormone um die Ohren fliegen. Zum Arzt rennen, zum Supermarkt rennen, zum Yoga rennen. Die Panik wegatmen, die das alles auslöst. Eine Nachbarin von mir, etwa Mitte 40, voll berufstätig, alleinerziehend mit einem kleinen und einem mittelgroßen Sohn, ist eine Zeitlang regelmäßig morgens auf der Straße in Tränen ausgebrochen, während sie die Kinder auf ihre Fahrräder packte – einfach nur, weil es 7 Uhr 45 war und ihr Erschöpfungspegel bereits um diese Uhrzeit sehr weit nach rechts ausschlug.

Mir – wie wahrscheinlich allen – ist einleuchtend, dass man durch all das sicherlich besser durchkommt, wenn man eine optimistische Grundhaltung an den Tag legt und das berühmte Glas darum immer halb voll ist. Wenn man trotz Stress, Klimakatastrophe und Wadenkrämpfen nachts um halb drei zuversichtlich nach vorn schaut. Oder zumindest in die nächste Woche. Und wenn man bei (wohlgemeinten, ich weiß …) Ratschlägen und Aufmunterungen wie „Denk positiv", „Alles wird gut" und „Lächel doch mal" keine Gewaltfantasien bekommt (Lächel doch mal … echt jetzt?). Stellt sich also die etwas lästige Frage: Wie geht das? Wo kommen sie her, die Zuversicht und das „positive Mindset", mit denen alles ganz sicher so viel leichter ginge.

Richtig denken

„I'm an optimist. It does not seem too much use being anything else."

Ich weiß nicht genau, wie die kanadische Schriftstellerin und Dichterin Margaret Atwood diesen Satz gemeint hat, vielleicht ist sie tatsächlich eine unerschütterliche Optimistin. Ich bilde mir allerdings ein, eine gewisse Ironie aus diesem Zitat zu hören, sprich: Im Grunde bleibt einem nicht viel anderes übrig, als optimistisch zu sein. „Kopf hoch", „Du kannst alles schaffen",

„Aus jeder Krise lernt man was“ – diese fast mantraartig geäußerten Beschwörungen für gute Laune und ein allumfassendes Hochgefühl begegnen einem ja schließlich ständig. Selbst auf diesem kleinen „Fall nicht in die Tasse“-Schnipsel, der an den Beuteln jeder Durchschnitts-Teesorte hängt, wird einem mitgeteilt, wie das Leben Kraft der eigenen Gedanken einen positiven Dreh bekommt. Alles eine Frage der Einstellung, wer vor sich hin pessimiert, denkt eben einfach falsch.

Diese Ansicht teilt auch die Psychologie, genauer das Forschungsgebiet der Positiven Psychologie. Wie man schon aus dem Namen kombinieren kann, konzentriert die sich nicht auf Konflikte, Probleme und Störungen, sondern in erster Linie auf das, was Menschen zufrieden und stark macht: Vertrauen, Sinnhaftigkeit, Lebensfreude, Wachstum und eben auch auf den Optimismus.

Der „Posterboy“ und Begründer der Positiven Psychologie, der Amerikaner Martin Seligman, entwickelte das Konzept des „erlernten Optimismus“: Eine zuversichtliche Haltung und eine positive Perspektive könnten geübt werden, was Hilflosigkeit und Depression entgegenwirke und Menschen psychisch widerstandfähiger und hoffnungsvoller mache.[25] Sehr verkürzt ausgedrückt: Wie gut oder schlecht man mit bestimmten Ereignissen oder Krisen zurechtkommt, hängt nur zu einem verschwindend kleinen Teil mit diesen Umständen zusammen, zu einem sehr großen aber mit der inneren Einstellung bzw. dem eigenen Umgang mit diesem Ereignis. Die eigene Bewertung entscheidet also darüber, ob einen die Krise in die Knie zwingt oder ob man an ihr wächst.

Astrid Schütz, Inhaberin des Lehrstuhls für Persönlichkeitspsychologie und Psychologische Diagnostik an der Universität Bamberg, sieht das ähnlich: „Wir können meist nicht die Situation oder unseren Chef oder den Partner verändern, die Haltung zu dieser Situation oder Person aber schon.“ Es helfe also nicht, sich stundenlang zu ärgern und wütend zu sein, das bringe einfach nichts. Es sei viel mehr unsere Interpretation einer Situation, die die Emotionen macht – negative oder eben positive. Und wie interpretiert man anders oder neu, wenn gerade eher negative Gedanken das Kommando übernommen haben? Zum Beispiel durch Reframing, was vor allem in der kognitiven Verhaltenstherapie angewendet wird,[26] um negative Glaubenssätze zu verändern und so zu mehr innerer Stabilität und weniger Depressivität zu gelangen. Reframing bedeutet übersetzt „Neuformulierung" und eignet sich auch hervorragend für den Hausgebrauch: Aus „Ich bin alt" wird dann vielleicht „Ich habe viel Erfahrung". Aus „Ich habe heut wieder nichts geschafft" wird: „Ich brauche gerade mehr Pausen, als mir lieb ist." Und aus „Ich war diese Woche schon wieder nur einmal beim Sport statt dreimal" wird: „Einmal ist besser als gar nicht. Immerhin habe ich's versucht."

Der andere Blick

Es geht dabei nicht darum, irgendwas schöner zu reden, als es eigentlich ist, sondern darum, Dinge aus einer anderen Perspektive zu betrachten. Vorzugsweise aus einer besseren. Oder zumindest aus einer, aus der heraus man dem, was vielleicht gerade etwas ungünstig (oder auch mal gar nicht) läuft, die Macht nimmt, einen komplett zu lähmen. Reframing könnte man also auch als „Nachsicht mit sich selbst zeigen" übersetzen, indem man Abstand zum eigenen Verhalten gewinnt und diesem Verhalten einen anderen, neuen Sinn gibt. Auf Dauer soll das dabei helfen, positiver zu werden und die eigenen Ressourcen zu erkennen.

Auch Dankbarkeitsübungen können den Fokus eher auf die Haben- als auf die Sollseite des Lebens richten und damit die individuelle Lebenszufriedenheit deutlich steigern.[27] Das hat sich vor ein paar Jahren dann auch in Windeseile rumgesprochen und die Dankbarkeit ihren Siegeszug um die ganze Welt angetreten. Oder gibt es noch irgendjemanden, der bisher kein Dankbarkeits-Tagebuch zum Geburtstag oder zu Weihnachten bekommen hat, um sich jeden Abend drei Dinge zu notieren, die ihn an diesem Tag dankbar gemacht haben (Hund streicheln zählt genauso wie neuen Job bekommen), oder sich dem Journaling hinzugeben, was früher einfach schnöde „Tagebuch führen" hieß?

Wie auch immer, das alles klingt ja durchaus logisch und sinnvoll und machbar, und ab und an ein bisschen dankbarer zu sein scheint mir eh eine gute Idee für alle. Zumal Studien zeigen, dass Glück und Optimismus mit erhöhten Spiegeln der „Glückshormone" Dopamin, Serotonin und Oxytocin verbunden sind, die Motivation, Stimmung, Zufriedenheit und soziale Verbundenheit beeinflussen.[28] Gleichzeitig reduziert eine zuversichtliche Haltung die Produktion von Stresshormonen wie Cortisol[29] – auch kein ganz unnützer Effekt, wenn man hin und wieder etwas gelassener bleibt und nicht bei jeder Nichtigkeit an die Decke geht.

Achtung giftig!

Was aber passieren kann, wenn man die rosarote Brille ein bisschen zu oft aufhat oder sie am Ende gar nicht mehr abnimmt (und genau das wird der Positiven Psychologie zuweilen vorgeworfen), kann man besonders gut – große Überraschung – in den sozialen Medien beobachten. Über TikTok kann ich nicht viel sagen, ich habe mich aus zeittechnischen und Gründen der seelischen Gesundheit bisher verweigert, mir dort auch noch einen Account zuzulegen, aber allein auf Instagram stößt man auf über 170 Millionen Beiträge, wenn man nach den Hashtags #goodvibes oder der ultimativen Steigerung #goodvibesonly sucht.

In den sozialen Medien ist man in der Mehrheit nicht durchschnittlich gut gelaunt. Hier holt jede:r ständig das Beste aus dem Alltag raus, aus dem eigenen Körper sowieso und egal, welche Herausforderungen das Leben einem vor die Füße schmeißt – alles nur eine einzige große Chance. Es müssen eben nur die Vibes good bleiben. An dieser Stelle wird die Positivity so richtig schön toxisch – hier herrscht der Optimismus-Imperativ. Sei gefälligst gut drauf und glücklich und gesund und fit! Das Leben ist einfach wunderbar, DU musst es nur wunderbar machen!

Welche grotesken Ausmaße dieses perfekte Leben annehmen kann, zeigt das Phänomen „Gender Reveal Party". Okay, das hat jetzt tatsächlich gar nichts mit den Wechseljahren und der Mitte des Lebens zu tun, an dieser Stelle sind die Frauen noch auf dem Höhepunkt der Fruchtbarkeit, aber es ist meine absolute Lieblingsabsurdität der letzten Jahre: Als ich Ende 20 war und die ersten Leute in meinem Freundeskreis Kinder bekamen, sagten sie: „Wir bekommen ein Kind." Und zwei Monate später: „Es wird ein Junge." Man umarmte sich ein bisschen, antwortete: „Ach wie schön", und dann kam irgendwann das Kind. Heute wird das Geschlecht eines Kindes bei besagter Party verkündet (nachdem man zuvor den positiven Schwangerschaftstest, begleitet von emotionaler Musik, bestens in Szene gesetzt hat): 400 Ballons in glänzendem Rosa oder sanftem Bleu steigen aus einem Karton, der so groß ist wie mein Flur, 200 geladene Gäste kreischen begeistert „Oh, wow, it's a girl (wahlweise boy)!" Dann klatschen alle, fallen sich um den Hals, es gibt Torte (natürlich eine passend genderfarbene) und im Hintergrund geht ein riesiger Turm aus Geschenken zu Boden. Man ist heute eben nicht mehr einfach nur schwanger. Man macht das Beste draus.

Man isst heute auch nicht mehr einfach ein Frühstück. Man isst das perfekte Frühstück. Eins, das die korrekte Menge Proteine hat, um länger satt zu bleiben, und die richtige Menge Ballaststoffe für die Darmgesundheit. Dann hält man nämlich besser die Figur, hat mehr Power und kann die Anforderungen des Tages total locker wuppen. Und abends noch zum Kraftsport gehen. Ach, hat nicht geklappt? Du warst zu schlapp? Tja, das war dann wohl die Hafermilch im Kaffee inklusive Glukose-Spike.

Dass Schuldgefühle da nicht mehr weit sind, versteht sich irgendwie von selbst: Ich mach nicht das Richtige, ich denk nicht das Richtige, ich streng mich nicht genug an – ich bin ja selbst schuld, dass es mir nicht gut geht und mein Leben auch nicht so richtig Bombe ist. Alle haben alles im Griff, nur ich nicht!

Klar, jetzt könnte man sagen: Dann schalt doch einfach ab. Man muss ja nicht zwei Stunden am Tag durch die sozialen Medien scrollen, um sich danach schlecht zu fühlen. Macht man aber eben trotzdem. Und lässt sich vom Optimierungsdruck anstecken, da helfen den meisten selbst 45 oder 50 Jahre Lebenserfahrung nicht. „Ich hab mich wirklich gefragt, warum meine Beine eigentlich nicht mehr so aussehen, und fand mich dann sehr undiszipliniert“, erzählte mir meine Freundin Esther neulich am Telefon, nachdem sie sich die Reels einer Influencerin mit beeindruckenden fast 500.000 Follower:innen angesehen hatte. Diese ist Ende 50 und will andere Frauen 50+ mit „wir können aussehen, wie wir wollen, niemand kann uns Vorschriften machen“ empowern. Schöner Gedanke eigentlich. Für den sie allerdings täglich ihren sehnig-muskulösen, aber auch sehr mageren Körper in Gym-Klamotten oder im Bikini in Pose und Szene setzt. Mit Bildüberschriften wie: „Ich bin fast 60 und habe Beine wie eine 25-Jährige. Wie das geht?“ (Dann zeigt ein kleiner Pfeil nach unten in Richtung Caption.) Noch mal zum Mitschreiben: wie eine FÜNFUNDZWANZIGJÄHRIGE. Und statt sich zu fragen, was denn da vielleicht schiefgegangen ist, wenn mit Ende 50 das Beste, was man über sich sagen kann, das Ergebnis eines solchen (vollkommen bizarren) Vergleichs ist, fragt meine Freundin Esther sich ernsthaft, warum ihre Beine aussehen, wie Beine eben aussehen, wenn sie seit 54 Jahren einen Körper durch die Welt tragen. Und warum sie nicht mehr dagegen tut.

Da sind wir also wieder: Auch das mittlere Alter inklusive der Wechseljahre muss möglichst optimiert und optimal genutzt werden. Um es an dieser Stelle einmal deutlich zu sagen (nur, falls durch die letzten Zeilen ein anderer Eindruck entstanden ist): Frauen in den Wechseljahren haben den sozialen Medien viel zu verdanken. Es gibt dort seit einigen Jahren sehr tolle und wichtige Accounts, sprich Frauen, die Wissen vermitteln, aufklären, inspirieren, unterstützen, Webinare, Programme und Sprechstunden anbieten und so erstens Hunderttausende andere Frauen WIRKLICH empowern und zweitens den Wechseljahren eine große Öffentlichkeit verschafft haben.[30] Ohne Instagram & Co und seine Reichweite hätte das wahrscheinlich noch Jahrzehnte gedauert, wenn es überhaupt jemals passiert wäre.

Aber Botschaften wie „Ich habe Beine wie eine 25-Jährige“, „Seit ich zweimal im Jahr (für etwa je 800 Euro … hüstel) mein

Blut checken lasse und seitdem alle Nahrungsergänzungsmittel (noch mal 400 Euro pro Halbjahr) nehme, die mein Körper braucht, geht's mir SO GUT" oder „Ich züchte jetzt meine eigenen Micro-Greens, fermentiere selber Gemüse und mache sonntags Mealprep", sind für einige Frauen sicher inspirierend und motivierend (und von den Accounts auch so gemeint), können auf andere aber schon ziemlich viel Druck ausüben: Wie es dir in deinen Wechseljahren geht, hast DU ganz alleine in der Hand. Und wer du nach deinen Wechseljahren bist, übrigens auch. Das ist jetzt nämlich DIE Chance, alles noch mal ganz anders zu machen, dich neu zu erfinden. Versuch's doch wenigstens endlich mit deinem ersten Marathon … Egal, worum es geht: Der Ball liegt immer bei einem selbst!

Wenn man schon ohne Langstreckenlauf froh ist, den Workload einer Woche einigermaßen abzuarbeiten, den Meno-Belly trotz erhöhter Proteinzufuhr nicht wegkriegt oder immer noch unter starken Symptomen und emotionaler Belastung leidet, redet man dann vielleicht nicht mehr so gern über Ängste, Erschöpfung und Zweifel, sondern fühlt sich noch schlechter, weil man sich nicht gut fühlt.

Das Positive am Negativen

Mit Anfang 20 habe ich etwa zwei Jahre lang an einer Angststörung gelitten. Die erste Panikattacke bekam ich beim Autofahren, da dachte ich noch, es sei der Kreislauf. Ich vergaß sie so schnell, wie sie gekommen war. Die zweite überrollte mich einige Zeit später an einem Abend in meiner ersten eigenen Wohnung. Und zwar mit solcher Heftigkeit, dass ich zu meinen Eltern fuhr, bei ihnen im Schlafzimmer übernachtete und nie wieder in diese Wohnung zurückkehrte. Im Laufe der nächsten Wochen schränkte sich mein Aktionsradius immer weiter ein – ich konnte nicht mehr zur Uni fahren, an Ausgehen war nicht zu denken, ich war nicht mehr in der Lage, öffentliche Verkehrsmittel zu benutzen oder in den Supermarkt zu gehen.

Irgendwann schaffte ich nicht mal mehr den Weg zum nächsten Briefkasten und der war 150 Meter von meinem Elternhaus entfernt. Ich hasste die Angst. Ich hasste, dass sie mir mein ganzes Leben wegnahm. Und ich hatte Angst vor der Angst und nicht die leiseste Ahnung, wie ich mit dieser Bedrohungslage irgendwann mal wieder ein einigermaßen funktionierendes Leben führen sollte. Der Therapeut, bei dem ich in dieser Zeit wöchentlich saß, sagte irgendwann sinngemäß zu mir: „Angst ist ja was Gutes." Ich kann mich nach über 30 Jahren nicht mehr genau an meine Reaktion erinnern, aber ich vermute, ich habe in diesem Moment stark daran gezweifelt, wer von uns beiden eigentlich der Patient ist. Was genau sollte an diesem Zustand, in dem ich mich befand, gut sein?

Angst, Wut, Trauer oder Zorn sind ohne Frage Gefühle, die uns belasten, uns vorübergehend aus dem Leben werfen können, uns überfordern. „Aber sie haben auch eine wichtige Funktion", sagt Astrid Schütz. „Sie fordern uns zum Beispiel auf, aufzubrechen, Grenzen zu setzen oder einen großen Verlust wahrzunehmen, damit wir ihn loslassen können."

Gerade Angst oder Wut spielen tatsächlich auch evolutionär eine wichtige Rolle.[31] Beide Emotionen aktivieren die Amygdala (eine kleine, mandelförmige Struktur im Hirn), die im Körper die „Kampf oder Flucht"-Reaktion auslösen kann. Herzfrequenz, Blutdruck und Atemfrequenz steigen, der Körper macht sich bereit zu fliehen. Oder eben zu kämpfen.

Jetzt haben wir natürlich heute – zumindest in der westlichen Welt – so gut wie keine Gründe mehr, vor einer Gefahr zu fliehen (es sei denn, wir gehen als Frau nachts um zwei allein nach Hause und/oder gehören der LGBTQIA+-, BIPoC- oder anderen marginalisierten Communitys an – dann gehört das Gefühl, flüchten zu müssen, leider immer noch oder schon wieder zum Alltag), aber eine Bedrohung ist ja nicht nur dann eine Bedrohung, wenn sie sich in Form eines T-Rex zeigt. Manchmal ist sie eine Beziehung, die schon lange nicht mehr funktioniert, eine permanente Über- oder Unterforderung im Job, ein Dauerkonflikt oder ein Status quo, in dem man sich nicht mehr wohlfühlt. Astrid Schütz rät, negative Gefühle nicht nur als „schlecht“ abzutun, sondern sie vielmehr als Signal und Handlungsaufforderung zu verstehen. Auch das also so eine Art Reframing: Statt die Gefühle als das Problem zu sehen, das wir bewältigen müssen (in den meisten Fällen heißt das, sie zu verdrängen oder zu ignorieren), sollten wir sie vielmehr als eingebautes Alarmsystem sehen und sie konstruktiv nutzen, um das eigentliche Problem zu lösen.

> „Ich bin morgens immer öfter wie gerädert aufgewacht und habe mich gefühlt, als hätte ich die Nacht durchgemacht. Mir sind ständig Namen entfallen, im Job habe ich meine Unterlagen verlegt oder Wortfindungsstörungen gehabt – ziemlich blöd, wenn man ständig ‚die Dings‘ sagen muss, weil einem der richtige Begriff fehlt. Ich hätte dauernd heulen können. Erst dachte ich, das ist nur der Stress, dann hab ich ein bisschen rumgegoogelt und was über die Wechseljahre gelesen. Passte alles. Irgendwo stand: ‚Du bist nicht kaputt oder krank, du bist in der Transformation.‘ Ich wollte mich aber eigentlich gar nicht transformieren, dazu hatte ich auch keine Kraft. Ich wollte nur, dass mein Alltag wieder ganz normal wird. Ohne Panik, irgendwas zu vergessen oder den Überblick zu verlieren. Eine Freundin hat mir dann einen Podcast empfohlen, in dem es auch um die Wechseljahre ging. Ich fand den auch anfangs ganz gut, weil ich einfach viel erfahren habe über die körperlichen Veränderungen, aber ich muss zugeben, dass mir das Gerede über die Chance, die das jetzt sei, etwas auf die Nerven gegangen ist. Ich hab mich einfach schlecht gefühlt und war ständig in Sorge, dass ich alles nur noch falsch mache. Ich hatte zu der Zeit nämlich auch noch einen neuen Kollegen, der den ganzen Tag jungdynamisch um mich rumsprang und mir tatsächlich irgendwann erklärte, er habe den Eindruck, ich würde den Teamspirit stören. Das hat mich extrem sauer gemacht, ich hab danach trotzdem permanent versucht,

> mich mehr zusammenzureißen. Irgendwann konnte ich dann nicht mehr: In einer Redaktionskonferenz bin ich völlig ausgerastet und habe meinen Chef angebrüllt, ich würde jetzt auch gern mal ausreden wollen und ob das nicht ginge, weil ich eine Frau bin und ihn darum meine Meinung nicht interessiere. Erst stand ich selbst unter Schock, aber ganz ehrlich, so peinlich das auch war, mir hat das eigentlich richtig gut getan. Ich hab mich später natürlich bei meinem Chef entschuldigt, ich hab ihm aber tatsächlich auch erklärt, warum es mir gerade nicht gut geht. Ich glaube, das war ihm mindestens genauso unangenehm wie mein Ausraster, aber ich fand mich wahnsinnig mutig. Und wir haben uns am Ende darauf geeinigt, dass ich in Zukunft flexibler arbeiten und so hin und wieder mal Pause machen kann, wenn ich sie brauche.“
>
> **—Carola, 48, Textchefin**

Gerade Wut zeigt an, dass eine Grenze überschritten wurde, sie ist quasi der Höhepunkt von etwas, das uns schon länger gegen den Strich geht oder uns belastet und sagt: So, meine Liebe, Zeit, sich um die eigenen Bedürfnisse zu kümmern, oder? Wut kann also zu einer richtigen Kraftquelle werden, weil sie uns im Grunde mit motivierender Energie überflutet – wenn wir sie dann zulassen. Leider gibt's da ein Problem: Bei Frauen ist Wut nicht erwünscht. Bis heute nicht. Nach wie vor ist es für das große (patriarchale) Ganze doch erheblich angenehmer, wenn Frauen höflich-zurückhaltend bleiben und ihre Wut höchstens in ein Kissen schreien. Also, wenn sie allein sind und niemanden beim Fernsehgucken stören, versteht sich. Noch immer wird die weibliche Wut als Persönlichkeitsmerkmal gesehen. Bei Frauen ist also der Charakter schuld, wenn ein Mann wütend ist, sind es die äußeren Umstände. Wütende Männer werden als kompetent und glaubwürdig eingestuft, wütende Frauen als – wie sollte es auch anders sein – zu emotional und psychisch instabil.[32] Um nicht allzu doll aufzufallen, schlucken Frauen ihre Wut also oft lieber runter oder richten sie gegen sich selbst, haben sie ja so gelernt. Und: wohin auch sonst damit?

Raus! Raus mit der Wut! Raus mit der Angst! Raus mit der schlechten Laune! Schlechte Stimmung kann analytisches Denken fördern und die Ausdauer steigern. Eine leichte Niedergeschlagenheit sogar zu gründlicherem, detailorientierterem Denken, mehr Kreativität und größerer Hartnäckigkeit führen, so lange dranzubleiben, bis man eine Herausforderung gemeistert hat.[33, 34] Herrlich, oder? Man hat quasi eine Verpflichtung, ab und zu auf der Couch vor sich hin zu grummeln.

Noch ein kleiner Einschub: Ich bin bekannt dafür, dass ich mich sehr gerne aufrege und meckere. Einer meiner liebsten Ex-Kollegen riet mir neulich sogar, das „Moppern" (er hätte wahrscheinlich lieber Rummotzen gesagt, aber er ist halt ein sehr freundlicher Mensch) zum USP meines Instagram-Accounts zu machen. Also bin ich kurz auf die Suche gegangen, ob vielleicht auch Schimpfen und Fluchen irgendeinen Nutzen hat. Und siehe da, es hat: Motzen ist so eine Art Psychohygiene, durch die man sich entspannt und Stress loswird. Motzen macht schmerztoleranter und erhöht die körperliche Leistungsfähigkeit. Und es hat sogar eine verbindende Funktion, wenn man mit anderen gemeinsam rumflucht.[35] Ich wollte es nur erwähnt haben, falls der positive Effekt negativer Emotionen noch nicht überzeugend genug war, um ab und zu auch einfach mal alles richtig kacke finden zu dürfen und das Kissen beim nächsten Wutanfall ruhig wegzulassen. Im Auto kann man übrigens am allerbesten rumschnauzen, ich weiß das aus jahrelanger Erfahrung, ich habe in Hamburg nahezu jeden anderen Autofahrer schon mal bepöbelt.

Zeit, trotzdem so langsam die Kurve zum Optimismus zurückzukriegen. Wenn klar ist, dass „Es wird alles gut, du musst nur fest dran glauben" nicht das Mittel der Wahl ist, sondern eher so eine Art Concealer, der zwar die Augenringe abdeckt, aber leider nicht für mehr Schlaf sorgt, könnte eine andere Form der Zuversicht hilfreich sein:

„Ich versuch's einfach, obwohl ich Zweifel habe."

Manche nennen das „praktischen Optimismus“ oder „realistischen Optimismus“. Heißt: Es ist einem völlig klar, dass gerade irgendwas richtig schief hängt, man begibt sich aber trotzdem auf die Suche nach einer Lösung oder Verbesserung. Weil man sich plötzlich erinnert, dass das ja gar nicht die erste Krise im Leben ist und man früher schon mal aus einer wieder rausgefunden hat. Weil man eventuell zwischendurch auch das sieht, was trotzdem gerade gut läuft. Und weil man Angst und Zweifeln Hallo sagt, statt sie unters Bett zu schieben, wo sie hoffentlich liegen bleiben.[36, 37] Selbst wenn man sich immer wieder mal ein Worst-Case-Szenario ausmalt: Es kann nie so schlimm werden, wie man sich das ausdenkt. Die meisten Dinge, um die wir uns Sorgen machen, werden NIEMALS eintreten.

In drei Schritten würde dieser praktische Optimismus also so funktionieren:

1. Gefahr sehen (und nicht gleich wieder weggucken)
2. Gefühle zulassen (alle)
3. trotzdem handeln (kleine Schritte sind völlig ausreichend)

Die amerikanische Psychologin Susan David nennt das „emotional Agility“, also emotionale Beweglichkeit. Für sie ist das „die Fähigkeit, die eigenen Gefühle mit Neugier, Mitgefühl und Mut zu betrachten, um dann werteorientiert zu handeln“.[38] Am Ende seien Gefühle einfach nur Daten, die darauf hinweisen, welche Werte für einen Menschen wichtig sind. Je besser man die eigenen Emotionen betiteln kann, desto besser kann man entscheiden, was man als Nächstes tun will. Es lohnt sich also ein bisschen im eigenen Inneren nachzuspüren, was genau sich hinter „Ich fühle mich schlecht“ gerade verbirgt.

Bin ich gekränkt, eifersüchtig oder trotzig? Bin ich skeptisch, orientierungslos oder vorsichtig? Bin ich einsam, gelangweilt oder ablehnend? Wenn man das weiß, ist der nächste Schritt vielleicht nicht mehr ganz so schwer, weil man das Problem klarer erkennen kann. Und dann natürlich auch viel besser an einer Lösung arbeiten kann. Klingt doch schon ziemlich optimistisch, oder?

Das Gefühlsrad

Mit Gefühlen lässt sich am besten arbeiten, wenn man sie auch benennen kann. Et voilà – das Gefühlsrad. Dort finden sich 54 Begriffe allein für Wut, Angst und Trauer (und noch mal so viele für Liebe, Freude und Überraschung).

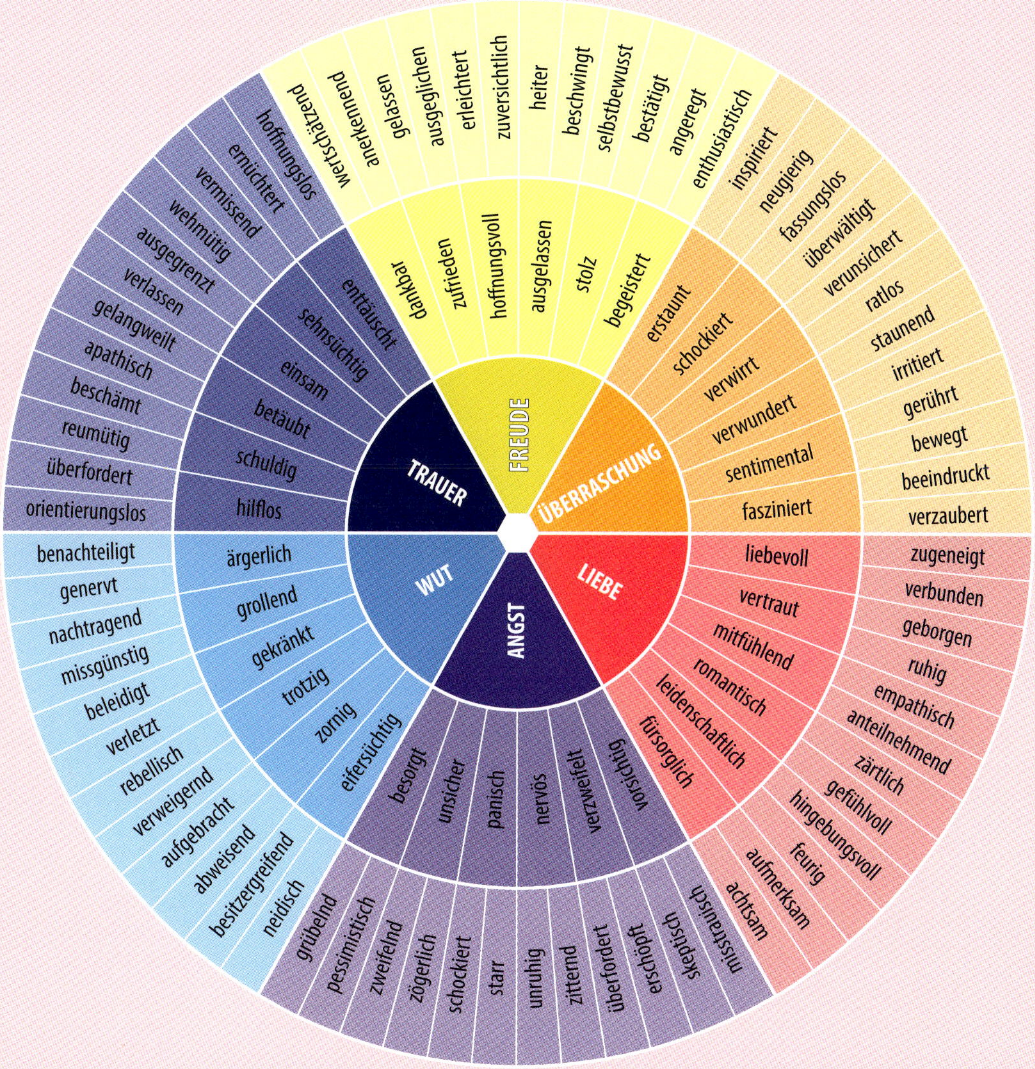

(Gefühlsrad nach Robert Plutchik, 1980)

Was mir an einer solchen Theorie eigentlich am besten gefällt, ist, dass man zweifeln darf. Ja, geradezu muss. Was ja auch irgendwie ziemlich logisch ist. Die besten Erfindungen, der größte Fortschritt, die visionärsten Gedanken wurden ja vermutlich nie von den Menschen initiiert, die zufrieden vor sich hin summend auf dem Sofa lagen und dachten „Besser wird's nicht". Sondern von denen, die unruhig hin und her liefen und zu dem Schluss kamen: „So kann das nicht bleiben." Zweifel fördern immer, dass sich etwas weiterentwickelt. Also auch man selbst.

Und ja, auch Zweifel haben nicht den besten Ruf. Zweifel sind anstrengend. Weil aus einem Zweifel dann doch irgendwann eine Entscheidung werden muss. Und die hat es dummerweise so an sich, dass man vorher nicht weiß, ob es hinterher auch die richtige war. Also klebt man aus dieser Unsicherheit heraus erst mal unnötig lange am unbefriedigenden Status quo – der ist ja immerhin vertraut, man hat sich halt an ihn gewöhnt. Oder, wie es der „Guardian" in einem Text so schön formuliert: „Wir sind glücklicher mit dem Untergang als mit dem Zweifel."[39] Wenn man aber den Zweifel ein bisschen in sein Herz schließt, dann sieht man, was er tatsächlich kann: Zeigen, was einem wirklich wichtig ist. Bilanz ziehen, um Dinge ändern zu können. Kreativer machen, weil man nach einer besseren Alternative sucht. Motivieren, weil man doch gern noch ein bisschen besser in etwas werden möchte. Offener machen, weil man sich fragt, ob jemand anders auch recht haben könnte. Empathischer machen, weil man mehr Verständnis für die bekommt, die sich auch nicht sicher sind.

Und da kommt dann auch wieder die Einstellung ins Spiel. Weil man so ein „Growth Mindset" entwickeln kann, was man ganz gut mit „Wachstumsdenken" übersetzen kann: Herausforderungen annehmen, Rückschläge miteinrechnen, sich so davon befreien, immer alles perfekt machen zu müssen, und am Ende eben doch weiterkommen.

Das gilt im Übrigen auch fürs Älterwerden: Wenn ich morgens um 6 Uhr 30 aus meinem Schlafzimmer krieche, weil mein Rücken leider noch nicht mitgekriegt hat, dass ich wach bin und in etwa so beweglich ist wie eine 150 Jahre alte Eiche, denke ich auch manchmal: Es geht aber auch wirklich nur noch bergab. Dann wächst da in meinem Mindset gerade gar nichts.

Meistens gelingt es mir aber ganz gut, zu sehen, wie und wo ich mich in den letzten Jahren durchaus weiterentwickelt habe. Trotz Schlafmangel, trotz Trauer, trotz Angst vor der Zukunft: Die Zeit ohne Job habe ich genutzt, um wahnsinnig viel Neues zu lernen und ein eigenes Business aufzubauen. Weil ich nur noch zu Hause arbeite, bin ich gezwungen, viel mehr rauszugehen und Leute zu treffen, und habe so zwei sehr gute neue Freundinnen gefunden. Natürlich ist mir nicht entgangen, dass ich weniger belastbar bin, ich habe aber mittlerweile keine Hemmungen mehr, das anderen auch mitzuteilen. Und ich bin in den letzten Monaten tatsächlich hin und wieder zu spät zu Verabredungen gekommen, weil ich mich nicht mehr hundertprozentig durchorganisiere, sondern die Dinge ein bisschen gelassener angehe (und wer mich kennt, weiß, dass DAS wirklich die größte Veränderung seit Menschengedenken ist). Growth Mindset,[40] so wie die Psychologin Carol S. Dweck es als Erste beschrieben hat, bedeutet etwas freier interpretiert:

1. Lernen und Scheitern sind beide erlaubt
2. gern kleine Schritte gehen, statt sofort alles zu verändern
3. nicht alles können müssen, aber Neues zulassen

Und irgendwie scheint es ja doch so zu sein, dass viele Menschen das ganz gut hinkriegen. Seit Jahrzehnten zeigt das unter anderem nämlich die U-Kurve der Lebenszufriedenheit:

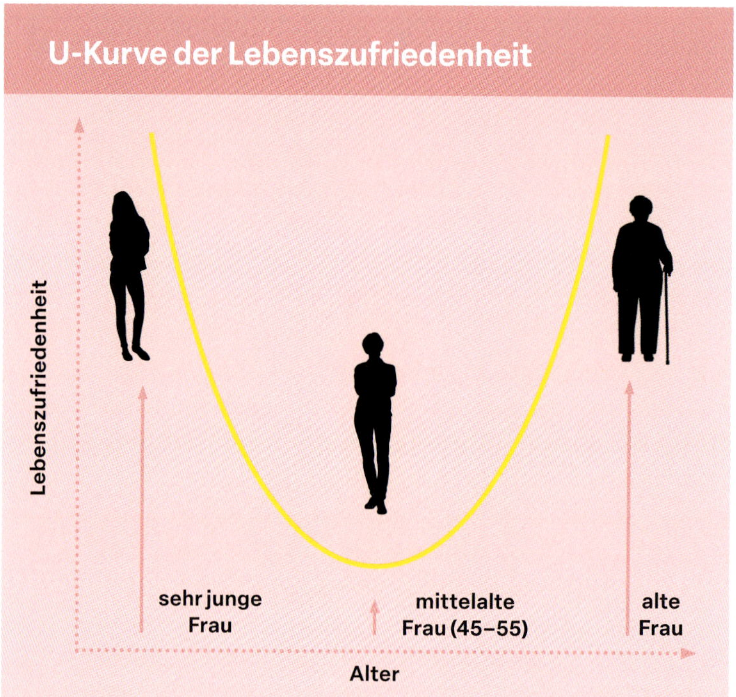

Demnach ist die Mitte des Lebens das Alter, wo es mit dem Glücklich- und Zufriedensein am schwierigsten zu sein scheint. Weit verbreitete Krise sozusagen, ein ausgesprochen beruhigender Fakt wie ich finde. Allein zu merken, man ist mit dem Abbruch-Gefühl, das einen in der Lebensmitte mehr oder weniger stark beschäftigt, in allerbester Gesellschaft, macht (mir zumindest) Mut. Danach geht's dann tatsächlich auch wieder steil bergauf – je älter man wird, desto entspannter, gelassener und lebensfroher scheint man zu werden. Selbst die Tatsache, dass neuere Untersuchungen[41] ergeben haben, dass die U-Kurve mittlerweile gar keine U-Kurve mehr ist, sondern die Lebenszufriedenheit von jung bis mittelalt in etwa gleich gut oder gleich schlecht bleibt, gilt für die meisten westlichen Länder: Im Alter geht die Laune nach oben! Gleich mehrere amerikanische Studien zeigten außerdem: Wer älter wird, hat meist ein stabileres Selbstwertgefühl, das weniger abhängig von äußeren und/oder wechselnden Umständen ist und das insgesamt auch auf ein höheres Niveau als mit 20 oder 30 klettert.[42] Bitte schön!

Eventuell möchte man jetzt so lange aber gar nicht warten, weil man erst 44 ist und das ja bedeuten würde, man verbringt noch etwa fünf bis zehn Jahre am unteren Punkt der Kurve. Darum jetzt dann doch mal Auftritt mit Fanfare der positiven Gefühle. Oder besser gesagt, der Mikrofreude. Mit der man sich ganz hervorragend den ein oder anderen Optimismus-Ausschlag nach oben in den eigenen Alltag bauen kann.

Kleinvieh macht auch fröhlich

Ich war neulich im Kino, es war eine Premierenvorstellung, darum war es sehr voll. Und so saß ich, während ich auf den Einlass in den Kinosaal wartete, an einem Tisch mit drei anderen Frauen etwa in meinem Alter, die ich nicht kannte. Wir kamen ins Gespräch, dasselbige war ausgesprochen nett, dann ging die Saaltür auf, ich sagte „viel Spaß“ und ging in Richtung Kino. Ich weiß ehrlich nicht warum, aber ich drehte mich noch mal um, ging zurück an den Tisch, an dem ich eben noch gesessen hatte, und sagte: „Entschuldigung, ich muss noch mal eben stören. Ich wollte euch nur sagen, was ihr drei für tolle Frauen seid.“ Okay, ich gebe zu, ich wurde ein bisschen rot, die drei wurden auch ein bisschen rot, aber ich glaube, sie haben sich sehr gefreut. Und ehrlich, mich hat das alles richtig glücklich gemacht – das Gespräch, dass ich den Mumm hatte, den dreien ein Kompliment zu machen, dass die danach vielleicht einen noch etwas schöneren Abend hatten und ich eben auch. Dieses kleine Erlebnis hat mich auch noch durch den Tag danach getragen.

Worauf ich mit dieser Geschichte hinauswill: Man muss sich das Schöne und Gute manchmal einfach selbst ins Leben holen, beziehungsweise es anhalten und sehen, wenn es an einem vorbeischleicht. GANZ BESONDERS, wenn es gerade nicht so gut läuft. Und damit sind vor allem die kleinen Dinge gemeint, eben die Mikrofreuden: frische Bettwäsche (zieh ich mittlerweile zweimal die Woche auf). Autofahrer vorlassen, obwohl er keine Vorfahrt hat. Eine Scheibe frisches Brot mit extra dick Butter essen. Gras riechen, wenn der Nachbar den Rasen mäht. Sich selber sagen, wie gut einem der rote Lippenstift steht. Den Geruch vom eigenen Kind inhalieren, wenn man es vor der Schule umarmt. Der Ausblick auf die Berge, wenn im Wanderurlaub die Sonne aufgeht. Ein Song aus den 80ern, den man immer noch mitsingen kann. Ich kann die Liste endlos fortführen, aber jede hat ganz sicher andere Minimomente, die sie für einen kurzen Augenblick happy machen. Leider kann man diese Mikrofreuden nicht planen und sie gehen natürlich auch sehr schnell vorbei, darum heißen sie ja „mikro" und nicht „makro", aber sie können dafür überall und zu jeder Zeit passieren. Und deshalb lohnt es sich auf jeden Fall, die Augen offen zu halten, damit man sie nicht verpasst. Man kann natürlich auch weiter auf das ganz große Glück warten – Lottogewinn, Mann oder Frau fürs Leben, Eigentumswohnung –, aber so kleine Momente bringen am Ende viel mehr: Mitten im Chaos und in dieser „belegten" Laune, die man so oft hat, sind sie ein kleiner Reminder daran, dass das Leben nicht nur schwierig und kompliziert und anstrengend ist, sondern auch lebendig und liebevoll und verbindend. Mikrofreuden machen ruhiger, emotional stärker und zufriedener.[43] Und damit kann man dann auch das große Durcheinander wieder viel besser anpacken, weil es vorübergehend ein bisschen weniger durcheinander erscheint.

Ich kann jetzt natürlich viel behaupten, aber die „Broaden-and-Build-Theory" der amerikanischen Psychologin Barbara Fredrickson erklärt genau das, was die positiven Emotionen, die durch diesen Mikrooptimismus ausgelöst werden, mit uns machen, noch mal etwas wissenschaftlicher:

Wie gute Gefühle unser Leben beeinflussen

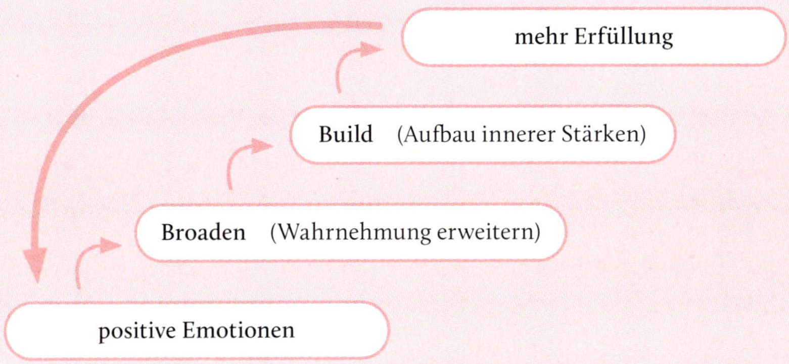

(Broaden and Build Theory, Barbara Fredrickson)

Sie erweitern unsere Wahrnehmung (Broaden), was so viel heißt wie: Sie machen uns offener, kreativer, kontaktfreudiger und lernfähiger. Das wiederum bedeutet langfristig, dass wir neue Ressourcen und Stärken aufbauen (Build): neue soziale Netzwerke, mehr Wissen, bessere Bewältigungsstrategien, mehr Gelassenheit.[44] Kurz: Positive Emotionen ziehen neue positive Erfahrungen nach sich, was dabei hilft, mit Stresssituationen besser klarzukommen. Sie machen uns resilienter, sozial verbundener und kompetenter.

So. Und was ist nun nach all den Studien, Meinungen, Theorien und persönlichen Anekdoten die Quintessenz in Sachen Optimismus?

Die Mischung macht's. Oder meinetwegen auch die Dosis. Eine Krise ist eine Krise, (Gefühls-)Chaos ist Chaos und mangelnder Schlaf, Erschöpfung, Brain Fog und Gelenkschmerzen sind aus der Hölle. Und genauso darf man das auch nennen, statt einen hübschen Filter draufzulegen und zu behaupten, man habe wie immer alles im Griff. Aber: Das alles wird auch wieder besser. Wenn man diese schwierigen Momente und Situationen mit dem Vertrauen betrachtet, dass Veränderung und Besserung MÖGLICH sind. Was nicht gleichbedeutend ist mit: Das muss sofort passieren. Oder: Man muss das alles auf einmal wieder hinkriegen. Oder: Das soll alles genauso werden, wie es vorher war.

Es ist gleichbedeutend mit: Im Moment ist man eventuell ein großes Stück entfernt von seinem „besten Selbst“ (was immer das eigentlich sein soll) und Angst, Wut, Überforderung und Unsicherheit sind ein Teil des aktuellen Selbst. Das, was man jeden Tag hinkriegt, ist das Beste, was man gerade zustande bringt – und das reicht völlig: „Heute habe ich immerhin mit meiner Steuererklärung angefangen“, „Ich habe meine Kollegin höflich ignoriert, statt auszuflippen“, „Die Kinder sind nicht gestorben, obwohl sie ein Fertiggericht gegessen haben“ und „Der Kaffee war heiß“ ist ja auch alles gar nicht mal so schlecht.

Da sind ganz schön viele Dinge, die immer noch gut funktionieren, und wenn man sich ein bisschen konzentriert, fallen die einem auch wieder ein. Praktischer Optimismus bedeutet am Ende nicht, optimistisch zu SEIN, sondern optimistisch, also zuversichtlich und nach vorne schauend zu HANDELN. Mit dem guten Gefühl, dass die eigenen Zweifel so eine Art nervige Freundin sind, die dauernd fragt: „Bist du sicher?“, und mit der Annahme, dass da schon was Gutes rauskommen wird. Okay, vielleicht nicht jedes Mal, aber oft. Wie der Autor des Blogs „sixseconds“ es – vielleicht etwas theatralisch, aber doch sehr treffend – schreibt:

„Es geht nicht darum, so zu tun, als wäre alles in Ordnung. Es geht darum, emotionale Arbeit zu leisten, um Möglichkeiten zu entdecken, auch wenn die Dinge unmöglich erscheinen. […] Optimismus ist eine Strategie.“[45]

Oder wie meine beste Freundin Betty es noch besser formuliert: „Es gibt ja keine Höhen, wenn es keine Tiefen gibt, sonst wäre es ja ’ne Nulllinie. Und ich will auch gar nicht, dass immer alles so wird wie früher, sondern anders. Aber eben auch gut. Das neue Gut.“

Und an manchen Tagen, da will man auch einfach mal gar nichts. Nicht positiv denken, nicht nett gucken, einfach nur sitzen. Oder sogar liegen. Da ignoriert man die Eltern-WhatsApp-Gruppe (oder man tritt vorübergehend einfach aus. Man kann ja behaupten, das sei ein Versehen gewesen, wenn’s auffällt), da ist das Mittagessen Cola und Toast und da geht man ohne Schrittzähler um den Block. Aber auch nur einmal. Und wenn man dann seine Gefühle notiert, steht da „müde“,

„genervt“ und „hab schon wieder Chips gegessen“. Das ist dann nicht Faulheit, sondern Akku-Laden, bevor er komplett leer ist. (Oder wie Jean-Paul Sartre sagte: „Nichtstun ist auch eine Entscheidung.“) Einen aufgeladenen Akku braucht man nämlich, um die Dinge in Angriff zu nehmen. Denn, auch wenn man nicht die Kontrolle über alles hat, Einfluss hat man eben schon. Und dafür braucht es Selbstwirksamkeit.

P. S.: Mein Therapeut hatte damals übrigens recht. Als meine Therapie vorbei und meine Panikattacken nur noch sehr selten waren, habe ich mein Studium geschmissen, bin nach Hamburg gegangen und habe mir einen Platz an der Journalistenschule erschrieben. Meine Angst hat mir damals gezeigt, dass der Lebensweg, auf dem ich nach dem Abitur losmarschiert bin, wohl leider der völlig falsche war. Gut, dass ich auf sie gehört habe!

Das Mikromoment-Protokoll

Das Mikromoment-Protokoll funktioniert so: sieben Tage lang jeden Tag eine Mikrofreude notieren. Gern in Stichworten, Dankbarkeits-Tagebuch nicht unbedingt nötig, aber möglich.

Beispiele:
„Regen hat gut gerochen“
„Chef hat gelacht“
„Hund mochte mich“
„Nutella-Toast“

Maximal 15 Sekunden überlegen, sonst ist es kein Mikromoment mehr. Am Ende der Woche alle Momente noch mal lesen und sich fragen: Wie hätte ich diese Woche ohne diese kleinen Momente überstanden?*

* Wenn einem sieben Tage lang gar nichts einfällt, ist das auch ein Mikromoment: Man hat erfolgreich festgestellt, dass man dringend Urlaub braucht.

Kapitel 3
Selbstwirksamkeit

Ich hab zwar keine Kontrolle, aber Einfluss.

Am 31. August 2015 saß die damalige deutsche Bundeskanzlerin Angela Merkel vor einigen Hundert Journalisten in Berlin. Es war die Sommerpressekonferenz der Bundesregierung, Merkel und einige ihrer Minister wollten dort Stellung nehmen zu damals aktuellen Themen wie der Energiewende und den Länderfinanzen. Doch die Bundeskanzlerin begann mit einem anderen Thema, nämlich der Flüchtlingskrise in Europa und den etwa 800.000 Geflüchteten, die voraussichtlich in diesem Jahr in Deutschland um Asyl bitten würden. Bahnhöfe waren überfüllt, Hilfsorganisationen überlastet, Kommunen am Limit – Merkel stand damals vor einer der größten innenpolitischen Herausforderungen ihrer Amtszeit.

Nun kann man von Angela Merkels 16-jähriger Amtszeit und ihrer Politik halten, was man will, und sicher war Merkel auch nicht eine:r der emotionalsten Politiker:innen, die Deutschland jemals hatte, im folgenden 15-minütigen Monolog merkte man allerdings deutlich, wie sehr ihr dieses Thema am Herzen lag. Merkel redete über Menschenwürde, betonte ihren Stolz auf die Menschen, die als Freiwillige die Geflüchteten und damit das Land unterstützen, bezeichnete Deutschland als Land der Hoffnung, gab aber auch zu, dass die Flüchtlingskrise eine zentrale Herausforderung für eine lange Zeit sein würde. Und dann sagte sie noch einen Satz, der fast unspektakulär war in seiner Formulierung:

„Wir schaffen das."

Deutschland sei ein starkes Land, „wir haben so vieles geschafft, wir schaffen auch das. Und wo etwas im Wege steht, muss es überwunden werden."[46] Merkels Satz löste damals „die neue deutsche Willkommenskultur" aus. Dass sie dafür später genauso oft kritisiert wurde wie vorher gefeiert und besagte Willkommenskultur in den nächsten Jahren eher ins genaue Gegenteil umschlug, ist der verkürzte Rest dieser Geschichte, an dieser Stelle aber auch gar nicht so relevant.

Es ist natürlich durchaus möglich, dass dieser Satz zu diesem Zeitpunkt nichts weiter als politisches Kalkül war, aber ich unterstelle Angela Merkel mal, dass sie ihn wirklich aus voller Überzeugung gesagt hat. Mit „Wir schaffen das" zeigte sie, dass sie offenbar ein unerschütterliches Vertrauen in ihre eigenen Fähigkeiten hatte (und, wie man in diversen Interviews und Gesprächen als Bundeskanzlerin a. D. hören und lesen konnte, offenbar auch noch hat), Herausforderungen anzugehen, zu meistern und dabei auch eventuelle Hindernisse hinter sich zu lassen – Angela Merkel fühlte sich selbstwirksam. Und sie drückte in diesem Moment nicht nur ihre eigene, sondern gleich eine kollektive Selbstwirksamkeit aus. Indem sie darauf verwies, was Deutschland in der Vergangenheit bereits alles geschafft hatte (sie nannte unter anderem die Wiedervereinigung und die Finanzkrise), schrieb sie nicht sich allein die Befähigung zu, Schwierigkeiten aus eigener Kraft bewältigen zu können, sondern gleich dem gesamten deutschen Volk.

Mit diesem kurzen, schlichten „Wir schaffen das" richtete sie sich an die innere Haltung der Menschen und aktivierte so ihre Selbstwirksamkeit: Wer in diesem Moment ebenfalls glaubte, dass das „Schaffen" wirklich möglich sei, konnte neue Energie und neue Kräfte mobilisieren und mitziehen.

Einfluss statt Kontrolle

Der Begriff Selbstwirksamkeit wurde in den 1970er-Jahren vom kanadischen Psychologen Albert Bandura geprägt. Er definierte sie als *„den Glauben an die eigenen Fähigkeiten, die notwendigen Handlungen auszuführen, um mit zukünftigen Situationen fertigzuwerden"*.[47] Es geht dabei also nicht um objektive Stärken und Ressourcen, über die ein Mensch verfügt, sondern vielmehr um die subjektive Einschätzung: „Kann ich das?" Und genau das unterscheidet die Selbstwirksamkeit von Selbstvertrauen und Selbstwert:

Selbstvertrauen bezieht sich allgemein auf das Gefühl, etwas gut zu können, also das generelle Vertrauen in die eigenen Fähigkeiten: „Ich habe Stress mit meiner Partnerin/meinem Partner, aber ich hab schon andere Beziehungskrisen gemeistert.

Auch wenn's gerade wehtut, weiß ich, dass ich damit umgehen kann – egal, wie es ausgeht."

Selbstwert ist die emotionale Selbstakzeptanz und Wertschätzung der eigenen Person – also das Grundgefühl „Ich bin wertvoll" als ein (hoffentlich) stabiler Pfeiler der eigenen Persönlichkeit, unabhängig von irgendeiner Leistung: „Selbst wenn unsere Beziehung am Ende scheitert, bin ich immer noch liebenswert und verdiene Respekt und Zuneigung."

Selbstwirksamkeit ist situativ. Sie beantwortet die Frage, ob man sich in einer konkreten Situation für fähig hält, eine Aufgabe zu bewältigen: „Mein:e Partner:in und ich streiten uns in letzter Zeit dauernd. Ich weiß, dass ich ein gutes Gespräch mit ihm/ihr führen und die richtigen Worte finden kann, um die Situation zwischen uns wieder entspannter zu machen."

Noch mal zur Sicherheit und damit keine Missverständnisse aufkommen: Selbstwirksamkeit bedeutet nicht, jederzeit alles alleine und auch noch perfekt machen zu müssen. Selbstwirksamkeit heißt, sich da zu engagieren, wo es einem möglich ist und sinnvoll erscheint. Und das kann auch heißen, Prioritäten zu setzen, Hilfe anzunehmen oder Dinge einfach liegen zu lassen, weil's eben gerade nicht geht. Der Gedanke „Alles muss jetzt und von mir gemacht werden" widerspricht dem Konzept Selbstwirksamkeit.

Wenn man nicht gerade eine Karriere als Protagonistin im Reality-TV gestartet hat, spielt sich Selbstwirksamkeit im Leben der meisten Frauen natürlich nicht wie bei Angela Merkel vor 50 Fernsehkameras und Millionen von Zuschauer:innen ab und natürlich geht es dabei auch eher selten um „große nationale Aufgaben" (auch, wenn es sich manchmal so anfühlt, was ungefähr jede weiß, die schon mal zwei kleine Kinder mit 39 Grad Fieber versorgen musste, während sie selbst von der Grippe niedergestreckt wurde). Aber Selbstwirksamkeit ist ebenso in vielen kleinen, unspektakulären Momenten gefragt, in denen man an jedem gewöhnlichen Durchschnittstag mehrfach entscheiden muss, ob man eine Herausforderung annehmen, sie vorerst ignorieren oder lieber gleich ganz abmoderieren will: die 120 E-Mails, die kurz vor Feierabend immer noch ungeöffnet vor sich hin warten. Das schwierige Gespräch mit der Familie, warum man dieses Jahr an Weihnachten nicht nach Hause kommen wird. Endlich den Keller entrümpeln. Zur Darmkrebsvorsorge gehen. Mit der Krankenkasse über Zahnspangen streiten. Das neue Smartphone einrichten. Die Geburtstagsparty des Sohnes mit 13 Teenager-Gästen und -Gästinnen organisieren. Kurz: Selbstwirksamkeit wird unbedingt gebraucht, um die alltäglichen 150 Termine, Erwartungen und To-dos zu wuppen.

5 Uhr 32

„Wie so oft in letzter Zeit wache ich eine halbe Stunde vorm Weckerklingeln auf, mein Kopf springt sofort an: als Erstes die Waschmaschine anstellen. Meine Tochter an ihren Zahnarzttermin erinnern, meinen Sohn an sein Sportzeug fürs Fußballtraining heute Nachmittag. Nachgucken, was noch im Kühlschrank ist, eventuell einkaufen. Unbedingt meine Mutter anrufen. Unter der Dusche denke ich an den Kostenvoranschlag, den ich heute noch fertig machen muss, mit dem ich aber leider noch nicht mal richtig angefangen habe, in der Küche stelle ich fest: kein Brot mehr da. Ich drücke den Kindern – schlechtes Gewissen inklusive – Geld für einen überzuckerten Schulsnack vom Bäcker in die Hand."

Zum Glück kann man sich Selbstwirksamkeit „anschaffen", sie ist nämlich keine Eigenschaft, die man per Geburt entweder hat oder eben nicht. Albert Bandura nannte vier Quellen, mit denen man sie sozusagen „trainieren" kann:

Nummer 1: eigene Erfolgserlebnisse

Mit nichts überzeugt man sich selbst besser, Dinge auf die Reihe zu kriegen, als mit dem Wissen: Ich habe das schon mal geschafft. Besonders wirksam sind natürlich die Situationen, in denen man die sagenumwobene „Komfortzone" verlassen hat und erfolgreich in etwas war, das man noch nie vorher getan hat. Aber auch kleine alltägliche Siege fördern die Selbstwirksamkeit. Je mehr man sich also zutraut und dann auch schafft, desto mehr und schneller glaubt man auch bei der nächsten Challenge an sich selbst.

Nummer 2: Stellvertreter-Erfahrungen

Es geht an dieser Stelle nicht darum, die eigene erfolgreiche Schwester eins zu eins zu kopieren und erst recht nicht darum, mit anderen Müttern in einen Wettbewerb einzusteigen, wer die einfallsreichsten Figuren aus Käsebroten für die Pausenbox schnitzt, aber es ist durchaus von Vorteil, sich bei Menschen, die man schätzt oder sogar als Vorbild sieht, ein bisschen was abzugucken. Ganz nach dem Motto: „Wenn sie das schafft, kann ich das ja vielleicht auch."

Nummer 3: Ermutigung durch andere

Machen wir uns nichts vor, ein „Du kannst das" wirkt irgendwie anders, wenn es von einer Person kommt, die einem wichtig ist, als wenn man es sich selbst vor dem Spiegel sagt (sollte man aber trotzdem regelmäßig tun). Diese Bestärkung von außen kann der entscheidende Kickstart sein, die Dinge anzugehen, weil man sich „empowert" fühlt. Und man muss auch gar nicht immer darauf warten, dass irgendwann Zuspruch von jemandem kommt – man kann auch einfach mal sagen: „Hey, ich bräuchte ein bisschen mentale Unterstützung."

Nummer 4: körperliche und emotionale Zustände

Wie man emotional und körperlich auf eine Herausforderung reagiert, ist in Sachen Selbstwirksamkeit ebenfalls ziemlich einflussreich. Bandura selbst sagt, dass es manchmal nicht reiche, verstandesmäßig zu wissen, was zu tun ist. Erschöpfung, Angespanntheit oder Stress können die Selbstwirksamkeit einschränken – auch wenn eigentlich klar ist, dass man das, was ansteht, durchaus bewältigen könnte.

Und da ist es, das Trigger-Wort der Stunde:

STRESS.

Eigentlich macht Selbstwirksamkeit psychisch robuster: Wer an sich selbst glaubt, bleibt in Krisen handlungsfähig, kann erstens besser mit Stress umgehen und hat zweitens durch diese innere Stärke auch einen besseren Puffer gegen Stress.[48] Aber: Auf Dauer sind Erschöpfung und Stress sozusagen die Antagonisten der Selbstwirksamkeit. Wenn die tägliche Belastung durch die Gleichzeitigkeit von Job, Kindern, Partnerschaft, Eltern, Alltag und Gesundheit die eigenen Ressourcen ständig übersteigt, ist irgendwann Schluss mit „Ich schaffe das". Dann funktioniert man vielleicht noch irgendwie. Bewegt sich das Energielevel aber weiterhin dauerhaft um den Nullpunkt, machen sich gern Hilf- und Machtlosigkeit breit. Und das Gefühl von Kontrollverlust: „Ich kann ja eh nichts ausrichten."

8 Uhr 29

„Drei U-Bahn-Züge hintereinander sind ausgefallen, ich komme exakt im Büro an, als das Morgen-Meeting anfängt. Kaffee holen schaffe ich nicht mehr, ich lasse mich gerade noch rechtzeitig, dafür völlig verschwitzt und mit Herzrasen, auf einen Stuhl fallen. Mein Kollege neben mir fragt mich, ob ich später zwei Kundentelefonate für ihn übernehmen kann, er müsse dringend zum Arzt. Ich höre mich ‚Ja' brummen, obwohl ich eigentlich ‚auf keinen Fall' sagen will, und weiß jetzt schon, dass das meinen kompletten Resttag aus dem Tritt bringen wird."

Was genau ist eigentlich Stress?

Stress hat ein wirklich schlechtes Image. Wer nicht gerade auf dem Sofa liegt und chillt, ist gestresst: vom Stau im Berufsverkehr, vom Einkauf im Supermarkt, vom Handwerker, der sich für „zwischen 8 und 16 Uhr“ angekündigt hat und dann gar nicht kommt, von der Schwiegermutter, von den Lebensmittelpreisen, von Social Media, vom Wetter. Dabei ist Stress eigentlich erst mal nichts weiter als eine ziemlich nützliche Reaktion des Gehirns und des Körpers – beide schalten auf Alarm, wenn sie eine Bedrohung oder große Anforderung wahrnehmen.

Vor sehr, sehr langer Zeit waren das in der Regel irgendwelche Tiere, denen man lieber nicht im Dunkeln begegnen wollte (im Hellen eigentlich auch nicht), heute sind es zum Beispiel Prüfungen, Bewerbungsgespräche, ein übervoller Terminkalender, zwei Meter lange To-do-Listen und manchmal auch die knackenden Geräusche in der nächtlichen Wohnung, die einem irgendwie merkwürdig vorkommen.

Über das vegetative Nervensystem werden in diesen „Bedrohungssituationen“ im Nebennierenmark die Stresshormone Adrenalin und Noradrenalin ausgeschüttet, wodurch sich Herzfrequenz, Blutdruck und Atemfrequenz erhöhen. Außerdem verlangsamt sich die Verdauung und die Muskeln werden stärker durchblutet. Kurz: Es werden ideale körperliche Voraussetzungen geschaffen, um abhauen zu können. Verschwindet die Bedrohung nicht sofort wieder, schaltet sich die Nebennierenrinde ein und setzt zusätzlich Cortisol frei. Während Noradrenalin wach und reaktionsbereit macht, erhöht das Cortisol unter anderem den Blutzuckerspiegel und damit die Energie. Wenn der Stressor (sprich die Prüfung, das Bewerbungsgespräch oder die To-do-Liste) sich in Luft aufgelöst hat, lässt auch die Stressreaktion des Körpers wieder nach, dann ist Entspannung angesagt.[49]

Stressreaktionen können übrigens sogar in sehr positiv besetzten Situationen passieren – wenn man sehr verliebt ist, sich unfassbar auf die eigene Hochzeit oder eine Reise in die Karibik freut oder ein bisschen aufgeregt ist, weil man sich fürs Tennisturnier angemeldet hat. Diese Form von Stress heißt „Eustress“, ist motivierend, konzentrationsfördernd, kann das Selbstbewusstsein erhöhen und sogar das Immunsystem stärken. Eustress ist positiver Stress[50] (von dem sich der Körper allerdings ebenfalls erholen muss).

So weit, so gut. Dummerweise ist positiver Stress nicht ganz so häufig, wie man es sich wünschen würde, und leider begegnet den meisten Menschen auch nicht nur hin und wieder mal ein Stressor, der ihnen Puls macht. Wer dauerhaft auf 180 ist und gar nicht mehr runterkommt, leidet unter chronischem Stress, und der sorgt für einen ständig erhöhten Cortisolspiegel. Die Folgen: Das Risiko für Herz-Kreislauf-Erkrankungen, Typ-2-Diabetes, Depressionen und Angststörungen kann steigen, die Gedächtnisleistung kann sich verschlechtern, Entscheidungsfähigkeit und Impulskontrolle ebenfalls, was bedeutet, man reagiert unbedachter, ist ungeduldiger, lässt sich von Kleinigkeiten noch leichter stressen und kann sich nicht mehr richtig konzentrieren. Dazu gesellen sich dann eventuell noch Verspannungen, Migräne, Magen-Darm-Beschwerden und – natürlich – Schlafstörungen (man wundert sich ja ehrlicherweise, dass Frauen überhaupt noch schlafen).[51] Leider ist das noch nicht alles. Zumindest für Frauen in der Perimenopause. Östrogen und Progesteron spielen nämlich mit im Stress-Game:

Östrogen kann die Ausschüttung von Cortisol in stressigen Situationen verstärken, Progesteron dagegen wirkt angstlösend, schlafördernd und entspannend. Solange die Wechseljahre noch nicht erreicht sind, haben Frauen durch das Progesteron also ein gutes Polster gegen Stress. Man ahnt, was kommt, wenn in den frühen Wechseljahren dann das Östrogen in Schwankung gerät und sich das Progesteron immer mehr zurückzieht: Das Polster wird dünner. Oder anders: Cortisol wirkt ungebremster auf die Psyche und den Körper. Verstärktes Stressempfinden bedeutet plötzlich aufkommende Ängstlichkeit, Reizbarkeit oder die bereits beschriebenen Stimmungstiefs. Und es geht noch weiter: In der späteren Perimenopause, genauer kurz vor der Menopause, können (besonders bei Frauen mit starken Hitzewallungen) gehäuft nächtliche Cortisolspitzen auftreten, die den Schlaf stören – eben, weil das Hormon im wahrsten Sinne des Wortes wach macht, also aktiviert. Davon, dass unterbrochener Schlaf einen tagsüber dann nicht gerade widerstandsfähiger, sondern erst recht stressanfälliger macht, kann fast jede ein Liedchen singen. Zack, geht der Cortisolspiegel tagsüber erst recht nach oben und bleibt da auch am Abend, wenn eigentlich Melatonin, das „Schlafhormon", das Kommando übernehmen sollte. Und so weiter und so fort – ein nahezu wahnsinniger Stress-Cortisol-Hormon-Horror-Kreislauf.[52]

12 Uhr 35

„Ich weiß nicht, seit wann ich den Vorsatz habe, mittags an die frische Luft zu gehen, um den Kopf freizubekommen und mich etwas zu bewegen – ich sitze auch heute am Schreibtisch, schlinge einen Joghurt (immerhin) runter und beantworte dabei E-Mails. Mein Nacken ist verspannt, die Mappe mit den Unterlagen für den Kostenvoranschlag guckt mich vorwurfsvoll an und meine Mutter ruft auf dem Handy an, obwohl ich sie schon hundertmal gebeten habe, das tagsüber nicht zu tun. Als ich ihr – sehr kurz angebunden – sage, ich würde mich abends bei ihr melden, höre ich an ihrer Stimme, dass sie beleidigt ist. Ich merke, dass ich noch immer nicht auf dem Klo war, obwohl ich schon seit zwei Stunden pinkeln muss, mein Kollege kommt tiefenentspannt von seinem Arzttermin zurück. Ich denke: ‚Und heute ist erst Dienstag …'"

An dieser Stelle hat man dann gern sein Toleranzfenster, sein „Window of Tolerance" verlassen. Dieses „Window of Tolerance" ist eine Theorie, mit der der US-amerikanische Psychiater Dan Siegel Ende der 1990er-Jahre versuchte zu erklären, wann Menschen in Stresssituationen angemessen reagieren können.[53] Und wann nicht mehr.

Jeder Mensch hat demnach ein Toleranzfenster, innerhalb dessen er emotional stabil genug ist, um klar zu denken, gute Entscheidungen zu treffen und flexibel auf das zu reagieren, was an Herausforderungen gerade so ansteht. Das Nerven-

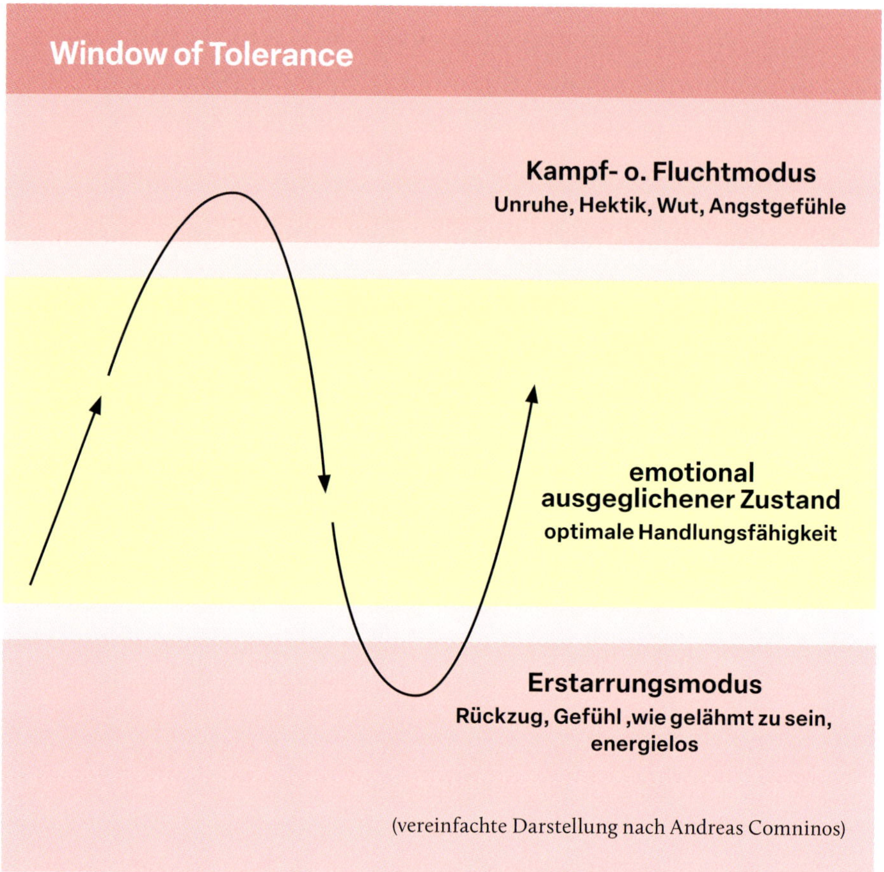

system befindet sich währenddessen in einem ausgeglichenen Zustand – und so ist man aufmerksam, ohne überreizt, hyperaufgeregt oder panisch zu sein, und kann sinnvoll und produktiv kleine und größere Problemchen lösen.

Diese innere Balance gerät unter Dauerstress leider aus genau derselbigen und man schießt über das Fenster hinaus – in den Kampf- oder Fluchtmodus. Man wird unruhig, hektisch, gereizt und handelt unüberlegt und irrational. Sind die eigenen Energiereserven allerdings bereits aufgebraucht und eine Situation erscheint einem nahezu überwältigend, knipst sich das System einfach aus und man fällt unter sein Toleranzfenster.

Was nichts anderes heißt als: Man fühlt sich wie gelähmt und zieht sich zurück in den „Erstarrungsmodus".

Gerade in den Wechseljahren kann das „Window of Tolerance" kleiner werden. Weil die schwankenden Hormonspiegel beeinflussen, wie empfindlich das Nervensystem auf Reize reagiert. Weil Schlafprobleme, Hitzewallungen oder Stimmungsschwankungen dazu führen können, dass man schneller „über dem Fenster" landet – gereizt, fahrig, und angespannt – oder „unter dem Fenster" – antriebslos, zurückgezogen, energielos. Beides hat natürlich großen Einfluss auf die Selbstwirksamkeit: Wer außerhalb des Fensters ist, verliert ganz einfach den Glauben an seine Handlungsfähigkeit. Außerdem nehmen Frauen mit höherem Stressempfinden und geringerem Zutrauen Wechseljahresbeschwerden häufig stärker wahr.

15 Uhr 45

„Ich bringe meinen Sohn zum Fußballtraining, fahre zur Apotheke, weil mein Mann Augentropfen braucht, hole seine Hemden und meinen Mantel aus der Reinigung und kaufe auf dem Rückweg für heute Abend ein. Ich denke sogar an neues Brot. Zu Hause will meine Tochter, dass ich sie Französischvokabeln abfrage, wir streiten uns, weil sie nicht genug gelernt hat und jedes zweite Wort nicht übersetzen kann. Das Telefon klingelt: Eine Freundin fragt, warum ich mich so lange nicht gemeldet habe, und will mich auf ein Glas Wein treffen. Ich verabrede mich mit ihr für den nächsten Tag, obwohl ich eigentlich jetzt schon weiß, dass ich zu müde sein werde. Danach schneide ich etwa zwei Kilo Gemüse fürs Abendessen klein, wenigstens einmal am Tag sollten ja schon alle was Gesundes essen. Für meinen Sohn koche ich eine Extraportion Nudeln, die braucht er nach dem Training. Weil ich außer dem Joghurt zu Mittag den ganzen Tag über nichts gegessen habe, schiebe ich mir beim Kochen eine Scheibe frisches Brot mit Honig in den Mund."

Stress wegatmen

Schultern oben, Herz rast, Nerven liegen blank? Diese Atemübungen helfen dabei, kurzfristig ein bisschen runterzukommen und sich wieder besser konzentrieren zu können. Vor allem, wenn das Ausatmen länger dauert als das Einatmen, wird der Parasympathikus aktiviert – und der ist für die Entspannung im Körper zuständig.

- **Quadratatmung (Boxatmung)**
Vier Sekunden einatmen, vier Sekunden halten, vier Sekunden ausatmen, vier Sekunden halten.

- **4-7-8-Atmung**
Vier Sekunden einatmen, sieben Sekunden Atem halten, acht Sekunden ausatmen.

- **Lippenbremse**
Durch die Nase einatmen, durch die locker geschlossenen Lippen langsam ausatmen (besonders geeignet, wenn es zu Kurzatmigkeit kommt).

Woher kommt eigentlich der Stress?

An dieser Stelle des Kapitels hat sich eventuell schon etwas schlechte Laune breitgemacht. Verständlicherweise, das klingt ja auch alles sehr, na ja, stressig eben. Ist es auch. Und zwar schon ziemlich lange.

Ich will jetzt keinen umfassenden Exkurs in die Geschichte machen, aber es ist ja noch nicht allzu lange her, dass Frauen in erster Linie Vollzeitmütter und Vollzeithausfrauen waren. Care-Arbeit, Kochen, die Familie organisieren, das Zuhause aufhübschen – alles „weibliche Pflichten". Den „richtigen" Job machte der Mann, er war der Ernährer. Und Männer waren es auch, die die Gesellschaft „gestalteten". Frauen gestalteten eher den Abendessen-Tisch und den Adventskranz. Das alles änderte sich bis in die späte Mitte des 20. Jahrhunderts nur ausgesprochen schleppend –

trotz Erstreitung des Wahlrechts, trotz des Artikels 3 im Grundgesetz (Männer und Frauen sind gleichberechtigt) waren Frauen weiterhin zuständig für Küche, Kinder und keine Karriere.

Heute ist das anders, heute sind Frauen verantwortlich für Küche, Kinder UND Karriere. Frauen haben dieselbe Schulbildung, machen dieselben Ausbildungen und können in jedem Beruf, der ihnen zusagt, arbeiten und bis in die Führungsetagen vordringen (also theoretisch können sie das). Die traditionellen Rollenzuschreibungen „fürsorglich" und „häuslich" kleben dennoch weiterhin an ihnen wie ein Kaugummi unterm Schuh. Und genau da liegt der Hase im Pfeffer: Frauen können heute zwar endlich all die Jobs machen, die jahrzehntelang den Männern vorbehalten waren, verbringen aber immer noch deutlich mehr Zeit mit Haus- und Sorgearbeit als Männer – unbezahlt, versteht sich. Laut einer Erhebung des Statistischen Bundesamtes von 2022 sind es 44,3 Prozent pro Woche mehr.[54] Diese „Gender-Care-Gap" ist erfreulicherweise zwar deutlich kleiner geworden (2012 lag sie noch bei 52,4 Prozent), aber sowohl für die klassische Hausarbeit als auch für die Betreuung von Kindern und die Pflege von Familienmitgliedern wenden Frauen nach wie vor doppelt so viel Zeit auf wie Männer. Damit leisten sie einen größeren Teil ihrer Arbeitszeit unbezahlt, was zu weniger Erwerbsarbeitszeit (für die sie übrigens auch schlechter bezahlt werden, die Gender-Pay-Gap lag 2024 bei 16 Prozent[55]) und am Ende zu einer schlechteren finanziellen Altersversorgung führt. (Ich könnte jetzt auch was zur dritten „Gap", der Gender-Health-Gap sagen, aber ich lass das mal, das führt zu weit weg.)

Die Biochemikerin Libby Weaver fasst das in ihrem Buch „The Rushing Woman's Syndrom"[56] über weiblichen Dauerstress und seine Auswirkungen so zusammen: „Erst seit relativ kurzer Zeit arbeiten Frauen in Berufen, die lange ihren Vätern vorbehalten waren, ohne jedoch die Aufgaben ihrer Mütter abzugeben. Das Ergebnis ist vielfach eine andauernde Doppelschicht." Nie zuvor habe sie so viele Frauen erlebt, die verzweifelt versuchen, allem und jedem gerecht zu werden. Frauen seien in ständiger Anspannung und hätten das Gefühl, dass die Zeit niemals reicht und die To-do-Liste niemals abgearbeitet ist.

19 Uhr
„Wir essen zusammen, danach räume ich die Küche auf, während mein Mann noch mal an den Rechner geht und Mails schreibt. Meine Tochter ist immer noch sauer und verzieht sich auf ihr Zimmer, mein Sohn will eine Serie mit mir schauen – geht leider nicht, der Kostenvoranschlag ist im Büro selbstverständlich nicht fertig geworden. Also schalte auch ich noch mal den Laptop an. Ich kann mich kein bisschen konzentrieren und schiebe wahllos irgendwelche Zahlen von links nach rechts. Mein Mann fragt mich im Vorbeigehen, ob ich mir eigentlich schon mal Gedanken gemacht hätte, wohin wir dieses Jahr in den Urlaub fahren sollen, es würde ja mal langsam Zeit, den zu organisieren."

Heißt anders gesagt: Frauen haben in den letzten 100 Jahren jede Menge Möglichkeiten dazu bekommen, durften aber blöderweise kaum eine ihrer diversen Pflichten abgeben. Was ihnen das gebracht hat? In erster Linie eine umfassende Mehrbelastung mit folgender Dauererschöpfung. Gerade Frauen im mittleren Alter befinden sich in der sogenannten „Sandwichposition". Sie sind nicht nur zuständig für die Versorgung von Kindern oder die Unterstützung von Jugendlichen (sprich ihrem eigenen Nachwuchs, manchmal sogar schon ihren Enkeln), sie pflegen nicht selten gleichzeitig auch ihre Eltern oder Schwiegereltern. Und Letzteres dürfte durch die immer älter werdende Gesellschaft bei gleichzeitigem Mangel an Fachkräften in den nächsten Jahren nicht besser werden.

Dazu kommt der Mental Load, der unmittelbar an diesen Aufgaben hängt und damit ebenfalls im Verantwortungsbereich der Frauen liegt. Unter dem Mental Load, also der mentalen Last, sammelt sich alles, was im Hintergrund organisiert, geplant und besorgt werden muss, sprich die Arbeit, die zwar da, die aber leider gleichzeitig unsichtbar ist: Termine beim Arzt machen, den Familienkalender führen, die Planung der Mahlzeiten für die ganze Woche erstellen, den passenden

Einkaufszettel schreiben, die Kommunikation mit Schule/Kindergarten/Sportvereinen/Musikschule/Pfadfindergruppe führen, die Besorgung von Geburtstagsgeschenken erledigen, die Unternehmungen mit Freunden und Familie anleiern, die Kinder für Playdates verabreden und und und.

In der Agentur, in der ich zwölf Jahre lang gearbeitet habe, hießen die Kolleg:innen, die für solche Dinge im Kundengeschäft zuständig waren, Projektmanager:innen. Sie hatten ebenfalls den Überblick über alles Organisatorische und garantierten, dass inhaltlich, zeitlich und finanziell alles perfekt über die Bühne gehen konnte und nichts die Abläufe der anderen Kolleginnen störte. Mit einem Unterschied zu den Frauen, die diesen gleichen Job im Privaten übernehmen: Sie wurden dafür gut bezahlt.

Soforthilfe bei Mental Overload

Methode	Ziel	Umsetzung
Die 2-Minuten-Regel	Entscheidungs-Overkill vermeiden	Wenn eine Aufgabe oder Entscheidung weniger als zwei Minuten dauert – sofort erledigen. Beseitigt die mentale Last der kleinen Unerledigtheiten.
Die 5-4-3-2-1 Methode	Aus Grübelschleifen aussteigen	Bewusst fünf Dinge sehen, vier Dinge fühlen, drei Dinge hören, zwei Dinge riechen, eine Sache schmecken oder sich vorstellen. Holt einen ins Hier und Jetzt zurück.
Die 48-Stunden-Regel	Ständigen Reaktionsmodus beenden	Antworten auf komplexere Mails, Nachrichten oder Anfragen, die keinen Notfall darstellen, grundsätzlich erst nach 48 Stunden geben. Unterbricht den eigenen Fokus nicht mehr. Und vieles erledigt sich dann eh ganz von allein.
Die Plus-Minus-Regel	Überlastung stoppen	Für jede neue Verpflichtung wird eine gleichwertige alte gestrichen. Hält das System (und den Terminkalender) stabil – beruflich wie privat.
Die 10-10-10-Regel (nach Suzy Welch)	Entscheidungen klären	Fragen an sich selbst: Was bedeutet meine Entscheidung in 10 Minuten, in 10 Monaten, in 10 Jahren? Verschiebt den Blick von jetzt auf später – und zeigt, was wirklich zählt.

Die Geschlechterforscherin und Soziologin Franziska Schutzbach sieht in ihrem Buch „Die Erschöpfung der Frauen“[57] noch eine weitere Zuständigkeit: Sowohl in der Familie und in der Partnerschaft als auch im Job seien Frauen diejenigen, die verantwortlich sind für emotionale Zuwendung, Harmonie, Trost und Beziehungsarbeit. (Ja, sogar im Job: Wer besorgt in Firmen und Unternehmen die Geburtstagsgeschenke für Kollegen? Wer deckt den Tisch ein, bevor Kunden kommen? Wer vermittelt, wenn's innerhalb des Teams kracht?) Es werde von Frauen verlangt, permanent verfügbar zu sein und anderen etwas zu geben. Sie schuldeten überall Unterstützung und seien dafür zuständig, dass „andere sich von der harten Welt erholen können“. Bei meiner Recherche fielen mir mehrfach und an verschiedensten Stellen Texte und Interviews ins Auge, in denen Frauen geraten wird, unbedingt mehr Selbstfürsorge zu betreiben. Gerade und vor allem in schwierigen und stressvollen Zeiten. Ein schöner Tipp, wäre nicht auch jedes Mal im Anschluss sofort dieser Satz gekommen: Nur wer sich um sich selbst kümmert, kann sich auch um andere kümmern. JEDES. MAL. Wenn Frauen etwas für sich tun und sich um sich selbst sorgen, darf das nie reiner Selbstzweck sein. Selbstfürsorge bedeutet immer, neue Kraft für andere zu sammeln.

> **23 Uhr 14**
> „Als ich im Bett liege, fällt mir plötzlich ein, dass morgen Elternabend ist, also schreibe ich meiner Freundin eine WhatsApp, ob sie eventuell auch übermorgen Zeit für den Wein hätte. Außerdem habe ich die fertige Wäsche in der Waschmaschine vergessen und meine Mutter habe ich auch nicht zurückgerufen. Die Wäsche hänge ich noch auf, meine Mutter schläft zum Glück wahrscheinlich schon. Ich setze sie als ersten Punkt auf meine gedankliche To-do-Liste für den nächsten Tag. Noch vor den Kostenvoranschlag …“
>
> **— Carmen, 49, Projektmanagerin**

Viele Anforderungen und viele Rollenerwartungen bedeuten natürlich auch viele Möglichkeiten, zu scheitern, bzw. viel Angst davor, all diese Erwartungen nicht perfekt erfüllen zu können. Dass diese Befürchtung nicht nur sehr real, sondern auch global ist, sieht man daran, dass sie es vor drei Jahren sogar in den weltweit erfolgreichen Film „Barbie"[58] geschafft hat. Dort hält die Schauspielerin America Ferrara in ihrer Rolle als Gloria einen Monolog, der das alles perfekt und eindrücklich zusammenfasst:

„Wir (Frauen) müssen immer außergewöhnlich sein, aber irgendwie machen wir es immer falsch. [...] Du musst eine Chefin sein, aber du darfst nicht gemein sein. Du musst führen, aber du darfst die Ideen anderer nicht unterdrücken. Du sollst es lieben, Mutter zu sein, aber rede nicht die ganze Zeit über deine Kinder. Du musst eine Karrierefrau sein, aber auch immer auf andere achten. [...] Heb dich immer ab und sei immer dankbar. [...] Du darfst nie alt werden, nie unhöflich sein, nie angeben, nie egoistisch sein, nie hinfallen, nie versagen, nie Angst zeigen, nie aus der Reihe tanzen. [...] Und niemand gibt dir eine Medaille oder bedankt sich! Und tatsächlich stellt sich heraus, dass du nicht nur alles falsch machst, sondern auch alles deine Schuld ist."

Schuld ist ein gutes Stichwort, denn auch die, in Form von Schuldgefühlen, beobachtet Soziologin Franziska Schutzbach bei den meisten Frauen, sie stellt sogar „Dauerschuldgefühle" bei ihnen fest. In Situationen der Überforderung suchten Frauen den Fehler fast ausschließlich bei sich selbst und glaubten, sie hätten einfach etwas „falsch gemacht": Wenn die Kinder in der Schule nicht richtig performen, sind sie wahrscheinlich keine guten Mütter. Wenn in der Partnerschaft der Sex nicht mehr stattfindet, ist allein ihre fehlende Libido schuld oder ihr fehlender Einfallsreichtum und ihre fehlende Attraktivität. Wenn die Geburtstagsparty nicht so richtig in Gang kommt, haben sie als Gastgeberin versagt. Und wenn sie tatsächlich mal Forderungen komplett ablehnen oder ihre eigenen Bedürfnisse in den Vordergrund stellen – was in etwa gleichbedeutend ist mit: Das Universum explodiert –, ist das

Schuldgefühl unendlich. Dann kommt nämlich noch etwas anderes dazu: die Angst, anderen zur Last zu fallen oder abgelehnt zu werden. Frauen haben von Natur aus hilfsbereit zu sein, da kommt es schon komisch, wenn eine eine Grenze setzt. Das gilt dann gern als egoistisch oder unweiblich. Klar, dass diese Zuschreibung von Charaktereigenschaften Frauen eher davon abhält, ihre Bedürfnisse zu äußern. Da übernimmt man doch lieber noch ein paar weitere Aufgaben, bevor einem nachgesagt wird, man sei „zu fordernd". Und die erledigt man am besten perfekt, um auch ja niemanden zu enttäuschen.

Innen drin hört sich das mit der Schuld dann in etwa so an: „Wäre ich mal eine halbe Stunde eher aufgestanden, hätte ich das auch geschafft." „Hätte ich mal lieber eine Mathenachhilfelehrerin besorgt, ich bin eben doch nicht gut genug bei der Hausaufgabenhilfe." „Ich bin so undiszipliniert, kein Wunder, dass ich nicht mehr so schlank bin wie vor 15 Jahren." „Ich kann nicht übers Wochenende weg, da ist ja unsere Familienzeit." „Ich hol die Kinder lieber vom Basketball ab, ist ja auch anstrengend, wenn sie danach mit der Bahn fahren müssen." „Ich hätte die Küche ja auch eben selbst aufräumen können, dann hätten wir uns nicht gestritten."

„Ich sollte nicht …", „Ich kann nicht …", „Ich muss noch …", „Ich mach besser …"

Viele Gedanken voller Selbstvorwürfe, Eigenermahnungen und Schuldgefühlen, wenn Dinge nicht fertig werden, nicht stattfinden, vergessen wurden oder nicht so ausgegangen sind wie geplant. Höchstwahrscheinlich würde keine Frau so mit ihrer besten Freundin sprechen, wie sie es mit sich selbst tut. Aber man muss sich eben am Riemen reißen, die anderen verlassen sich schließlich auf einen.

Wundert sich jetzt wirklich noch jemand, dass einem der Glaube an die eigene Handlungsfähigkeit bei diesem Druck schon das ein oder andere Mal abhandenkommen kann? Und dass das mit der Selbstwirksamkeit in der Mitte des Lebens zeitweise dann nicht mehr ganz so gut klappt? Wahrscheinlich nicht.

Aber wie jetzt weiter?

„Nein" ist ein vollständiger Satz

Kennt wahrscheinlich jede in tausend unterschiedlichen Situationen in der Familie, in der Beziehung, mit Freund:innen, Nachbar:innen und natürlich auch im Job: Der Kopf schreit ganz laut „NEIN!", da sagt der Mund schon „Ja". Oder „Klar" oder „Gerne doch" oder „Kein Problem" oder „Mach ich schon". Die Kernkompetenz „Neinsagen" ist gerade bei Frauen nicht sehr verbreitet. Und je näher ihnen die Menschen sind, die sie nach irgendeiner Gefälligkeit oder Erledigung fragen, desto schwerer fällt es ihnen, dieses kleine Wort auszusprechen.

Dabei hat das fast reflexhafte „Ja", das oft stattdessen kommt, erst mal nichts mit Hilfsbereitschaft oder Großzügigkeit zu tun, sondern mit dem bereits oben erwähnten Gedanken: bloß keine Enttäuschung auslösen und erst recht keinen Konflikt. Niemanden verletzen und nicht als zickig, unfreundlich oder wenig hilfsbereit gelten – ein Verhalten, das die Psychologin Maytal Eyal in einem Text in der Times „Self-Silencing" nennt,[59] frei übersetzt: sich selbst geräuschlos machen. Oder auch: sich selbst verleugnen. Ja nicht auf- oder aus der Rolle fallen, immer angenehm und verträglich bleiben.

Dieses weibliche People-Pleasing-Verhalten führt aber nicht nur dazu, dass man permanent zu viel auf dem Zettel hat, sondern auch dazu, dass man ständig die eigenen Bedürfnisse hintanstellt, am Ende kennt man diese einfach gar nicht mehr. Wer nie Nein sagt, hat quasi kein Ja mehr für sich selbst übrig, fühlt sich fremdbestimmt und verliert in vielen kleinen Schritten (mit jedem ausgesprochenen, aber nicht gemeinten Ja) seine Selbstwirksamkeit. Das etwas Ironische an der ganzen Sache: Während das Nein wahrscheinlich für kurze zwei Minuten unangenehm gewesen wäre, macht einem das rausgequälte Ja langfristig ein mieses Gefühl (und irgendwann kann es sogar krank machen[60]).

Nein zu sagen ist also kein Akt der Hartherzigkeit anderen gegenüber, Nein zu sagen ist Selbstfürsorge (dieses Mal wirklich nur für sich selbst). Die US-amerikanische Forscherin Brené Brown, die seit Jahren zu Scham, Verletzlichkeit und persönlichen Grenzen forscht, bringt es so auf den Punkt: „Grenzen zu setzen bedeutet, den Mut zu haben, uns selbst zu lieben, auch wenn wir damit riskieren, andere zu enttäuschen."[61] Nein sagen bedeutet also, die eigenen Prioritäten ernster zu nehmen: „Das ist mir wichtig, und deshalb entscheide ich mich dafür, meine Energie jetzt an dieser Stelle einzusetzen."

Klar, das klingt jetzt in der Theorie so schön einfach, ist aber in der Praxis nicht so leicht umgesetzt. Auch wenn das klare Nein einem schon auf der Zunge liegt, muss man's ja erst mal über die Lippen bringen.

Eine erste Motivation könnte vielleicht sein, dass Studien aus der Arbeitspsychologie zeigen: Menschen, die regelmäßig klare Grenzen setzen, leiden weniger unter Stresssymptomen und sind zufriedener mit sich und ihrem Alltag. Wahrscheinlich, weil sich einfach mehr Lücken fürs Durchatmen auftun. Ein Nein ist also auch noch regenerationsfördernd. Und – und das ist eigentlich das Beste – es macht das Jasagen wertvoller: Weil man es nicht mehr als Last empfindet, Dinge für andere zu tun, sondern als freiwillige Handlung. Menschen, die gesunde Grenzen setzen, führen also auch bessere Beziehungen: nämlich solche, die auf Augenhöhe stattfinden.

Zu Hilfe kommen kann an dieser Stelle – erstaunlicherweise – auch ein US-amerikanischer Ex-Präsident, und zwar Dwight D. Eisenhower. Der war nicht nur Präsident, sondern auch irgendwann mal ein sehr wichtiger Armeegeneral, vielleicht liegt es daran, dass er besonders gut im Selbst- und Zeitmanagement gewesen sein soll (wobei gar nicht belegt ist, ob Eisenhower die folgende Methode jemals selbst angewendet hat).

Die „Eisenhower-Matrix"[62] ist eine gute Möglichkeit, aus einem „Ich muss alles schaffen" ein „Ich kann und darf entscheiden, was ich tue" zu machen und damit auch dem Neinsagen näherzukommen. Und so geht's:

Schritt 1: Brain Dump

Beim Brain Dump – wörtlich übersetzt „Hirnentleerung“ – tut man genau das: alles aufschreiben, was einem an To-dos, Aufträgen, Vorhaben, Verpflichtungen und Terminen in den Sinn kommt. Keine Reihenfolge, keine Bewertung, keine Filter. Einfach alles wild untereinander schreiben.

Schritt 2: Sortieren und Priorisieren

Die einzelnen Punkte auf dieser wahrscheinlich herrlich umfangreichen Liste werden dann geordnet: Wie wichtig ist jeder einzelne Punkt und wie dringend ist er?

Die Eisenhower-Matrix

	dringend	nicht dringend
wichtig	anfangen	auf später verschieben
nicht wichtig	abgeben	absagen

Es gibt sie natürlich, die Termine und To-dos, die wirklich unverhandelbar und akut sind: Die Steuer fertig machen, wenn der 31. Juli naht. Ein neues Rezept besorgen, wenn ein wichtiges Medikament zu Ende geht. Zum 80. Geburtstag der eigenen Mutter reisen. Mit dem Kind zum Zahnarzt fahren, wenn die Wurzel entzündet ist. Bei allem, was in diese Kategorie fällt, heißt es: Augen zu und durch, anfangen und machen. Am besten sofort, dann hat man's hinter sich.

Dann gibt es Dinge, die sicherlich wichtig sind, aber vielleicht nicht so dringend, dass man sie sofort erledigen muss, sondern sie auch tiefenentspannt auf später verschieben kann: die Garage aufräumen, weil da kaum noch Platz ist (das kann auch alles noch vier Wochen länger vor sich hin modern). Alle digitalen Fotos sortieren und ein Fotobuch draus machen. Endlich die Altersvorsorge durchrechnen. Die Welt geht auf keinen Fall unter, wenn man diese Dinge nicht jetzt und in diesem Augenblick macht und sie damit in eine eh schon überfüllte Woche packt, sondern sie für die nächsten Wochen und Monate einplant. So kriegt man sie erstens aus dem Kopf und kann sie zweitens wunderbar in Ruhe erledigen.

Nächste Kategorie: Die Aufgaben, die zwar dringend sind, aber von nicht ganz so großer Bedeutung – die kann man an andere abgeben: Das Badezimmer kann nämlich tatsächlich auch mal der 16-jährige Sohn putzen. Den Kuchen fürs nächste Schulfest kann der Supermarkt um die Ecke oder der Bäcker im Viertel backen (sprich man kauft ihn einfach) und der Vater mit Smartphone-Problematik kann in einen Handy-Shop gehen und sich dort statt von seiner Tochter helfen lassen. Eins ist allerdings wichtig: Delegieren klappt nur dann, wenn man auch wirklich „loslässt" und nicht doch wieder anfängt, alles, was man abgegeben hat, mehrfach zu kontrollieren oder sogar nachzuarbeiten, weil man es selbst eben doch am besten kann. Da muss man also die Entscheidung treffen: Ist es mir wichtiger, JETZT alles selbst und perfekt zu erledigen oder AUF LANGE SICHT den Stress zu reduzieren? Im Übrigen zeigt man mit dem Delegieren auch anderen, vor allem den eigenen Kindern, dass man ihnen vertraut und ihnen etwas zutraut.

Last but not least: unwichtige und kein bisschen dringende Dinge. Muss man wirklich zur Geburtstagsfeier der 15 Jahre jüngeren Arbeitskollegin gehen? Alle Hausaufgaben noch mal durchlesen, statt sich einfach mal auf die Kinder und die Lehrer:innen zu verlassen? Jedes Jahr sechs Sorten Weihnachtsplätzchen backen, obwohl auch zwei reichen? Alle 37 Gewürzgläser im Küchenschrank neu beschriften? Jeden Samstag 75 Quadratmeter Holzdielen wischen? Muss man nicht. Weg damit. Sein lassen oder absagen. Am besten für immer.

Ob man jetzt wirklich jeden einzelnen Termin und jede einzelne Pflicht, die man so hat, mit Zettel und Stift in diese Matrix eintragen muss, sei mal dahingestellt, aber einmal zu überprüfen, ob die Prioritäten noch stimmen oder ob diese zumindest etwas verschoben werden müssten, ist sicher ein erster guter Schritt hin zu mehr Selbstfürsorge.

Jetzt ist Selbstfürsorge – oder neudeutsch ausgedrückt „Self-Care" – in den letzten Jahren ja doch so eine Art Trend geworden. Leider wird sie dabei oft darauf reduziert, sich mal ein puffiges Schaumbad zu gönnen oder eine Vollmilch-Nuss-Schokolade ohne schlechtes Gewissen zu essen. Beides sicher ganz fantastische Ideen, der Gedanke greift aber ein bisschen zu kurz. Selbstfürsorge ist nämlich kein Luxusprogramm, es ist eher so eine Art Grundkompetenz, um körperlich und psychisch gesund zu bleiben.

Die Weltgesundheitsorganisation (WHO) beschreibt Selbstfürsorge als die Fähigkeit von Menschen, ihre Gesundheit zu erhalten, Krankheiten vorzubeugen und mit Herausforderungen umzugehen – mit oder ohne professionelle Hilfe. Oder anders ausgedrückt: Selbstfürsorge ist „die Fähigkeit, sich durch Achtsamkeit, Selbstkontrolle und Selbstständigkeit um sich zu kümmern, um Gesundheit und Wohlbefinden zu fördern".[63] Internationale Studien zeigen, dass gezielte Selbstfürsorgestrategien Stress nachweislich reduzieren und die psychische Resilienz stärken, das amerikanische National Institute of Mental Health (NIMH) weist darauf hin, dass schon kleine Handlungen – etwa Bewegung, ausgewogener Schlaf oder kurze Pausen – einen messbaren Effekt auf Stressregulation und Energie haben.[64] Lange wissenschaftliche Rede, kurzer Sinn: Selbstfürsorge ist kein „Nice-to-have", sondern Schutz gegen Erschöpfung und chronische Überlastung.

Apropos kurze Pausen, kommen wir zur zweiten Kompetenz, die bei Frauen dringend ausbaufähig ist: zur Ruhe kommen, sich erholen, regenerieren.

Natürlich weiß jede, WIE wichtig Pausen sind. Natürlich macht sie trotzdem keine. Zumindest nicht in der Quantität und Qualität, in der man sie bräuchte, damit sie wirklich was bringen. Zum einen liegt das an dem Gefühl, sich einfach keine Pause leisten zu können und sie darum auch nicht nehmen zu dürfen. Zum anderen an dem, was die Arbeits- und Organisationspsychologin Sabine Sonnentag „Erholungsparadox"[65] nennt: Je höher die Arbeitsbelastung und der damit verbundene Stress, desto niedriger die Motivation zur Regeneration. Und dafür gibt es zwei Gründe: Der Kopf ist so voll und der Druck so hoch, man schafft es nicht mehr in den Ruhemodus. Stattdessen denkt man permanent an das, was am nächsten Tag zu tun ist, worüber man sich geärgert hat, was man vergessen hat, und feudelt dabei noch mal schnell die Küche durch. Oder der Energietank ist restlos leer, die Erschöpfung auf dem Höhepunkt und nichts geht mehr in Sachen erholsame Aktivität. Zum Sport? Freundin treffen? Ausgehen? Da zehrt einen allein der Gedanke daran gleich noch mehr auf. Beide Zustände stehen einer wirklichen Erholung also komplett im Weg – gerade, wenn man die Entspannung am nötigsten hätte, fällt sie einem am schwersten. Echte und tiefe Erholung hat laut Sonnentag vier Komponenten: 1. Distanz, 2. Entspannung, 3. etwas Neues ausprobieren/lernen, 4. Kontrolle (Genaueres dazu in Kapitel 4) und das bedeutet auch: Erholung ist kein Zufall, sie passiert nicht einfach so – man muss ihr bewusst Raum geben.

Und: Sie lässt sich tatsächlich auch relativ leicht in Gang setzen, am besten in kleinen Schritten. Sehr kleinen Schritten. Wer bisher keine Pausen gemacht und kaum zur Ruhe gefunden hat, kann sich nämlich nicht einfach von heute auf morgen drei Stunden Entspannung pro Tag verordnen. „Ab morgen mach ich alles anders" hat ehrlicherweise ja noch nie besonders gut funktioniert. Statt also den doch ziemlich großen Vorsatz zu fassen, ab sofort jeden Abend eine Stunde zu meditieren (toll, natürlich, wenn das klappt, aber auch etwas unwahrscheinlich, wenn man das bisher nicht hingekriegt hat), kann man sich „Micro Breaks", also Mikropausen, verschaffen.

Ähnlich wie bei den Mikrofreuden deutet es das Wort schon an: Mikropausen sind sehr kurze Pausen. Zwei Minuten. Oder 30 Sekunden. Oder ein paar Atemzüge:

- Nach jedem Telefonat im Büro aufstehen und die Wirbelsäule strecken
- Während der Kaffee durchläuft, auf den Baum vorm Fenster schauen
- Beim Treppensteigen langsamer gehen und die Schritte zählen
- Nach dem Familienchaos am Morgen im Auto im Quadrat atmen (siehe Kapitel 2)
- Kurz barfuß in den Garten gehen und einfach nur da stehen
- Nach dem Zoom-Call Augen schließen und die Hände ausschütteln

Klingt völlig banal. Ist es auch. Aber Mikropausen bringen tatsächlich was: Sie können die Produktivität steigern und senken die Ermüdung.[66] Man muss das anfangs sicher ein bisschen üben. Was wirklich hilft, ist, die kleinen Pausen an etwas Bestehendes zu koppeln, wie oben beschrieben: ans Kaffeekochen, an die Bahnfahrt ins Büro, ans Zähneputzen, ans Telefonieren. Hat den Vorteil, dass man sie dann nicht so leicht vergisst und sie irgendwann zum automatischen, kleinen Ritual werden.

Und da zeigt sich auch, was besonders fantastisch an ihnen ist: Micro Breaks sind eine alltagstaugliche Strategie. Sie sind ohne große Hürden sofort umsetzbar, passen immer wieder locker zwischen zwei Aufgaben, eben, weil man kaum

Zeit für sie braucht und erst recht kein Equipment. Und Mikropausen signalisieren dem Körper: Ich habe Einfluss. Wenn man sich regelmäßig erlaubt, sich Erholungszeiten zu nehmen, und seien sie anfangs noch so klein, macht sich auch wieder ein Gefühl von Autonomie und Selbstkontrolle breit. Und Selbstvertrauen in die eigene Einflussnahme ist die Basis für Selbstwirksamkeit.

Um es noch mal zusammenzufassen (dieses Mal auch garantiert ohne Ex-Kanzlerin): Selbstwirksamkeit heißt nicht, ständig alles im Griff zu haben. Selbstwirksamkeit heißt auch nicht, jede Situation kontrollieren zu können. Selbstwirksam zu sein heißt, Einfluss zu nehmen – in kleinen Schritten, durch Grenzen, die man setzt, durch Pausen, die man sich nimmt, durch bewusste Entscheidungen für das, was man übernehmen kann und will. Frauen sind nicht schuld daran, dass Hormone ausflippen, dass Care-Arbeit immer noch ungleich verteilt ist oder ständige Verfügbarkeit von ihnen erwartet wird, und trotzdem passiert gerade in den Wechseljahren dann oft genau das Gegenteil von Einflussnahme: Man fühlt sich überrollt von Erwartungen, erschöpft vom Dauerfunktionieren und vom Nachlassen der körperlichen Reserven, ausgelöst unter anderem durch die hormonelle Umstellung.

Selbstwirksamkeit bedeutet dann, trotz dieser äußeren Überforderung handlungsfähig zu bleiben. Und sie bedeutet, Verantwortung zu übernehmen – und zwar für sich selbst. Für die eigenen Ressourcen und für das eigene Wohlbefinden. Manchmal sind nämlich gar nicht die äußeren Umstände das größte Hindernis, sondern das eigene Innere.

Die zehn besten Sätze, um Nein zu sagen, ohne Nein zu sagen

- „Ich bin schon voll ausgelastet, aber meine Gedanken sind bei dir.“
- „Das Problem haben Sie ja schon mal gut erkannt – jetzt fehlt nur noch die Person, die es löst.“
- „Ich kann das gern übernehmen – allerdings verschiebt sich dann mein anderes Projekt nach hinten. Passt das für Sie?“
- „Danke für die Anfrage, aber meine Therapeutin hat gesagt: höchstens ein Burn-out pro Jahr.“
- „Ich habe gerade ein radikales Projekt am Laufen. Arbeitstitel: *Nichts Neues anfangen.*“
- „Das Projekt klingt wichtig – können wir gemeinsam priorisieren, was dann dafür liegen bleiben darf?“
- „Klingt nach einer wunderbaren Gelegenheit für jemanden mit mehr Begeisterung, als ich gerade aufbringen kann.“
- „Ich liebe dich, aber nicht genug, um beim Umzug die Waschmaschine zu tragen.“
- „Ich sag für diesen Sonntag ab – damit ich nächstes Mal wieder richtig Lust auf euch habe.“
- „Vielen Dank, dass du an mich gedacht hast. Klingt super, aber ich habe gerade eine strikte ‚Keine neuen Pläne‘-Regel, um die alten auch wirklich zu genießen.“

Kapitel 4
Verantwortung

Ich bin nicht schuld, aber zuständig.

„In den letzten zwei Jahren habe ich eigentlich ständig irgendetwas oder irgendwen verloren: Zuerst hat meine Chefin unser Unternehmen verlassen. Für mich war sie immer viel mehr als nur mein Boss: meine Sparringspartnerin, meine Ratgeberin, mein Vorbild und in Teilen auch eine Freundin. Sie hat die Kultur und das Miteinander aller Kolleg:innen stark geprägt, und als sie ging, war das für mich nicht nur ein großer persönlicher Verlust – ich wusste auch, dass sich jetzt in unserer Firma grundlegend etwas ändern wird. Und dem war auch so: Eine neue Geschäftsführung kam, und mir wurde relativ schnell mitgeteilt, dass man mich in der neuen Organisationsstruktur im Moment ‚nicht mehr sehen würde'. Was in Zukunft meine Rolle und meine Aufgaben sein oder ob ich beides überhaupt noch haben würde, wisse man deshalb noch nicht. Für mich hieß das vor allem warten. Sechs Monate lang. Und absolut handlungsunfähig zu sein. Bevor ich nicht wusste, welche Pläne die neue Geschäftsleitung für mich hätte, konnte ich ja nichts in Sachen Bewerbung oder Ähnliches unternehmen. In meinem Kopf begann natürlich trotzdem das ständige Kreisen um Fragen wie: ‚Wieso wollen die ausgerechnet mich nicht mehr?', ‚Wie soll es weitergehen, wenn ich gehen muss?', ‚Was mach ich dann mit 56?', ‚Und wenn ich nicht gehen muss, will ich überhaupt noch bleiben?' Fast zeitgleich machte mein Sohn Abitur. Für mich natürlich eine Riesensache, ich war so stolz auf ihn: Wie er sich durch die Lernphase kämpfte, wie selbstbewusst er in die Prüfungen ging und dass er jetzt tatsächlich fertig sein würde mit der Schule. Und wie er eine vierwöchige Europa-Rundreise mit seinem besten Freund plante, die die beiden nach den Prüfungen antreten wollten. Bei allem Stolz wusste ich natürlich: Jetzt verschwindet er zwar erst mal nur für ein paar Wochen, aber danach wird er ja weiter sein eigenes Ding machen. Ausziehen, studieren, vielleicht in einer anderen Stadt, vielleicht sogar im Ausland – Kind also demnächst auch nicht mehr da. Als dann noch mein Vater ins Krankenhaus kam, zum ersten Mal mit einer wirklich ernsten Erkrankung, wurde mir auch da bewusst: Auch er wird nicht mehr ewig bei mir bleiben. In dieser Zeit sind fast alle Konstanten auf einmal weggebrochen, völlig ohne mein Zutun. An einem Tag war noch alles gut, am nächsten war ich plötzlich mit lauter Themen beschäftigt, mit denen ich gar nicht gerechnet hatte. Nur, was sollte ich machen? Es blieb mir ja nichts anderes übrig, als zu schauen, was ich mit dieser Phase anfangen, wie ich daran das Positive finden und wie ich wieder Einfluss nehmen kann. Keine Konstante bedeutet ja am Ende immerhin auch maximale Freiheit und neue Chancen."

— Steffi, 56, Systemadministratorin

Folgende Situation hat sicher jede schon mal erlebt: Die Waschmaschine ist defekt. Während man noch auf den Kundendienst wartet, brennt am nächsten Morgen die Sicherung vom Toaster durch. Im Wohnzimmer verabschieden sich alle Glühbirnen auf einmal, der Druckerpatrone fehlen plötzlich Gelb und Magenta und das Auto seufzt auch nur noch leise vor sich hin, statt den Motor zu starten, wenn man den Schlüssel umdreht. Vielleicht ist es Murphys Law, vielleicht ist es bloß blöder Zufall, aber alles, was kaputtgehen kann, geht auch kaputt. Gleichzeitig versteht sich. Jetzt ist das oben genannte glücklicherweise alles nur materielles Zeugs, das man mit mehr oder weniger großem Aufwand (und mehr oder weniger hohen Kosten) zügig wieder zum Laufen kriegt. Diese ausgesprochen unschöne „Kulminierung von Widrigkeiten" betrifft nur manchmal leider auch andere Bereiche als die hauseigene technische Ausstattung – nämlich die „großen Lebensthemen": Beziehungen lösen sich auf und Abschiede kündigen sich an. Jobs verändern sich oder werden kurzerhand ganz abgeschafft. Das finanzielle Polster, das eben noch so schön rund und fluffig war, wird plötzlich ganz schön dünn. Krankheiten verschwinden nicht mehr nach drei Tagen, sondern verlangen monatelange Behandlungen oder stellen sich sogar als chronisch heraus. Kinder machen sich auf ihren eigenen Weg. Und gar nicht so selten geschieht vieles davon ebenfalls parallel oder zumindest mit sehr kurzem Abstand.

Man hätte für solche Phasen im Leben dann sehr gern eine Bedienungsanleitung. Oder so einen Aufbauplan von IKEA (am besten mit emotionalem Imbusschlüssel), der einem Schritt für Schritt und mit kleinen, sehr vereinfachten Zeichnungen erklärt, welches Teil man jetzt mit welchem zusammenstecken und welche Schraube man wohin drehen muss, damit alles wieder da steht, wo es stehen soll. Und dann auch die nächsten paar Jahre stabil da stehen bleibt. Aber – das ist das Dumme am Leben – es kommt komplett ohne Anleitung. Oder wie der dänische Philosoph Søren Kierkegaard es etwas schöner gesagt hat: „Das Leben wird vorwärts gelebt und rückwärts verstanden."[67] Heißt also: Man muss sich nach vorne was ausdenken, damit man das alles irgendwann nach hinten raus kapiert. Oder anders: Für Situationen, die einem überwältigend erscheinen, weil sie die eigenen Ressourcen überfordern, muss eine Bewältigungsstrategie her – auch Ungewolltes will schließlich eine Antwort.

In der Psychologie heißen solche Bewältigungsstrategien auch „Coping". Richard Lazarus, US-amerikanischer Pionier der Stressforschung, hat den Begriff bereits in den 1960er-Jahren geprägt.[68] Seine Idee war nahezu revolutionär: Auch die besagte nämlich damals schon, dass es im Grunde gar nicht darum gehe, wie schwer eine Situation objektiv tatsächlich sei, sondern darum, wie wir sie bewerten (Hello again, innere Einstellung). Und wie wir dann darauf reagieren. Zwei Möglichkeiten stünden da zur Verfügung: Das problemorientierte Coping – man sucht aktiv nach einer Lösung und ändert etwas, handelt also. Oder das emotionsorientierte Coping – man kümmert sich um die eigenen (negativen) Gefühle, die eine Situation auslöst. Irgendwann wurde dieses Coping-Konzept noch ein bisschen erweitert, neuere Modelle betonen, dass es nicht nur um Problem versus Emotion geht, sondern auch um bedeutungsorientiertes Coping, also die Frage: Wie kann man einer Situation Sinn geben, beziehungsweise wie findet man eine innere Haltung, die hilft, nicht komplett durchzudrehen? Eine Studie der Psychologin Susan Folkman (einer Kollegin von Lazarus) zeigte nämlich, dass gerade in nahezu ausweglosen und sehr belastenden Situationen, in denen sich die äußeren Umstände nicht ändern lassen, eine Sinnorientierung entscheidend ist – weil sie Halt gibt.[69]

Ach ja, wenn das alles so einfach wäre. Man setzt sich für einen kurzen Moment mit einer Tasse Kaffee aufs Sofa und denkt darüber nach, ob man sich als Erstes lieber mit der Angst vor Altersarmut oder mit dem Sinn des wahrscheinlich ins Haus stehenden Auflösungsvertrages beschäftigt. Und noch bevor die Kaffeetasse leer ist, hat man eine grandiose Lösung dafür gefunden, wie es weitergehen soll, und gründet mit Mitte 50 ein kleines Cupcake-Start-up.

Okay, das war jetzt etwas unqualifiziert. Es hat ja niemand behauptet, dass es leicht ist, auch Lazarus nicht. Aber, um ehrlich zu sein, der, der sich in Situationen meldet, in denen man ziemlich überfordert ist, ist meist nicht der innere Wickie mit einer ganz fabelhaften Idee, sondern ein ganz anderer: der innere Kritiker. Und der ist laut und hartnäckig und nicht selten auch sehr, sehr ungnädig.

Du bist falsch!

Mal angenommen, da ist eine Mutter von drei Kindern, die nicht besonders gut kochen kann. Konnte sie schon nicht, als sie noch kinderlos war, wollte sie auch eigentlich nie, weil es ihr keinen Spaß macht, sie in Sachen Geschmackskombinationen eher ideenlos ist und sie die ganze Sache auch irgendwie stresst. Sie kocht natürlich trotzdem – Kinder brauchen ja was Selbstgemachtes – und gibt ihr Bestes. Irgendwann sagt ihre Tochter beim Abendessen: „Mama, bei der Lisa zu Hause schmecken die Nudeln viel besser. Da schmeckt alles viel besser als bei dir. Ich will hier nie mehr essen“, und schiebt ihren Teller mit angewidertem Blick zur Seite. Ihre beiden großen Brüder tun solidarisch, wie Geschwister dann eben so sind, dasselbe.

Und, was denkt die Mutter?

„Na ja, kochen ist eben kein Talent von mir. Dafür kann ich fantastisch vorlesen, Höhlen bauen, Torwart beim Fußballspielen sein und trösten. Außerdem bin ich ein super Vorbild, weil ich zwei Uni-Abschlüsse habe, Vollzeit arbeiten gehe und Toleranz, Freundlichkeit und Offenheit vorlebe." Schön wäre das und falls eine Mutter das wirklich denkt: Herzlichen Glückwunsch. Mit großer Wahrscheinlichkeit ist ihr Gedanke aber eher dieser: „Ich bin eine schlechte Mutter. Ich kann nicht mal richtig kochen."

Diese innere Stimme, die kein gutes Haar an einem lässt, einen maßregelt, einem alle Fehler, Versäumnisse und Schwächen fingerdick aufs Butterbrot schmiert, die einen verurteilt, herabsetzt und manchmal sogar beschimpft, hat wohl jede schon mal gehört:

- Die Sommerhose aus dem letzten Jahr passt nicht mehr: „Ich sehe furchtbar aus."
- Der Chef verdreht genervt die Augen, weil man eine Frage stellt: „Ich bin total unfähig."
- Das Date vom vorletzten Abend meldet sich nicht mehr: „Ich bin halt einfach langweilig, kein Wunder, dass mich keiner will."

Der innere Kritiker taucht immer dann auf, wenn man gestresst ist, etwas nicht gelaufen ist wie geplant, wenn Kritik von außen kommt, wenn man im Mittelpunkt steht, sich in einer Lernsituation befindet oder in Kontakt mit bestimmten Menschen kommt – also quasi immer. Und er ist gnadenlos. In der Regel arbeitet er sich nämlich nicht nur an einer bestimmten Fähigkeit oder einer einzelnen Situation ab („Ich kann nicht kochen"), er macht stattdessen gleich den ganzen Menschen runter („Ich bin eine schlechte Mutter"). Wie man schon merkt, ist diese Form der Selbstkritik kein bisschen konstruktiv. Denn natürlich ist es gesund, eigene Fehler oder Schwächen realistisch zu betrachten, um die Dinge beim nächsten Mal anders zu machen oder sich in irgendeiner Form weiterzuentwickeln. Wird die Selbstkritik aber zu laut, macht sie genau das Gegenteil: Sie lähmt.

Nach dem Voice-Dialogue-Ansatz der US-amerikanischen Psycholog:innen Sidra und Hal Stone, die sich in ihrer Arbeit viele Jahre mit dem inneren Kritiker befasst haben, ist dieser einer von vielen Persönlichkeitsanteilen in jedem Menschen, der in der Kindheit durch Eltern, andere Bezugspersonen und gesellschaftliche Normen und Regeln geformt wird. Und, siehe da, er hat auch erst mal durchaus einen Nutzen und Positives im Sinn: Er will vor Ablehnung bewahren, vor Fehlern, davor, sich vor anderen zu blamieren. Dadurch hilft er auch dabei, sich in eine Gesellschaft einzufügen und sich dort zugehörig zu fühlen, weil er dafür sorgt, dass man die Regeln derselbigen befolgt. Und er will eigentlich auch so eine Art „Erfolgscoach" sein, der einen zu mehr Leistung pusht. Eigentlich. Denn irgendwann verselbstständigt sich der innere Kritiker und hält auch im Erwachsenenalter an Regeln fest, die für das eigene Leben längst überholt sind. Blöderweise sind einem die abwertenden Kommentare dann derart in Fleisch und Blut übergegangen, dass man sie für eine eigene natürliche Stimme hält.[70]

Bei Frauen – wie sollte es auch anders sein – gibt es, zusätzlich zum handelsüblichen inneren Kritiker, noch so eine Art „Zusatzmacht", die Sidra Stone den „inneren Patriarchen" (im Original auch „shadow king") nennt: Dieser lustige Geselle repräsentiert die tief verinnerlichten gesellschaftlichen Anforderungen, die Frauen seit Jahrhunderten eingetrichtert wurden und auch immer noch werden: Sei schön, sei fürsorglich, sei leise, sei bescheiden, sei gefällig, sei nett. Und es ist selbstverständlich kein Zufall, dass Stone ihn „Patriarch" genannt hat – er spricht mit der Autorität einer sehr, sehr langen Kultur, die Frauen systematisch klein und abhängig gemacht hat und in Frauenköpfen sagt: Du bist zu laut. Du bist zu ehrgeizig. Du bist eine schlechte Mutter. Du kannst nichts. Du bist wertlos, wenn du nicht attraktiv bist.

Die psychologische Forschung nennt einen überlauten inneren Kritiker auch „Self-criticism" – eine Denkweise, die über kurz oder lang das Risiko für Depressionen, Angststörungen und chronischen Stress erhöhen kann.[71] Laut dem britischen Psychologen Paul Gilbert kann stark ausgeprägte Selbstkritik zu einem ständigen Gefühl innerer Bedrohung führen, dann wird der eigene Kopf zum unsichersten Ort, weil dort diese Stimme lauert, die einen ständig abwertet. Der Körper kann darauf dann mit denselben Stressreaktionen wie auf eine reale Gefahr reagieren: erhöhter Puls, Anspannung, Schlafstörungen.[72] Die übersteigerte Selbstkritik trennt an dieser Stelle nicht mehr das Verhalten von der Identität, und aus: „Dieses Projekt war nicht gut organisiert", wird ruckzuck: „Ich kriege einfach nie irgendwas auf die Reihe."

Alles meine Schuld

Wer ständig vom inneren Kritiker attackiert wird, reagiert in den seltensten Fällen nüchtern und sachlich darauf. Denn man könnte sich das Ganze natürlich anhören, sich beim Kritiker für den Wortbeitrag bedanken, um den man eigentlich gar nicht gebeten hat, und dann einfach weitermachen. Macht man aber leider nicht, denn dauernde und destruktive Selbstkritik hinterlässt emotionale Spuren, und die heißen bei Frauen fast immer Schuld und Scham: „Wenn ich nicht so schwierig wäre, hätte mein:e Partner:in mich nicht verlassen." „Wenn ich selbst etwas mutiger wäre, wäre meine Tochter heute nicht so unsicher."

Jetzt ist auch die Schuld qua ihrer Aufgabe erst mal gar nichts Schlechtes. Ganz im Gegenteil: Schuld hat eine wichtige soziale Funktion – sie zeigt, dass man mit seinem Verhalten die Grenze von jemand anderem verletzt oder ihm geschadet hat, aber eben auch, dass man es wieder gutmachen kann. Auch wenn man sich schuldig fühlt, ist man immer noch in der Lage, zu handeln. Schuld ist also erst mal ziemlich hilfreich, weil sie Bindungen schützt und diese stabil macht. Ohne Schuldgefühle gäbe es wohl keine echten Entschuldigungen und keine Reparatur von aus dem Ruder gelaufenen Beziehungen.

Hier kommt jetzt allerdings ein großes Aber, beziehungsweise sogar gleich zwei Abers: Frauen scheinen offenbar häufiger zu Schuld- und Schamgefühlen zu neigen als Männer (die sind dafür öfter stolz als Frauen ... seufz), manche Expert:innen bezeichnen das als so eine Art „Guilt Gap".[73] Die eventuell im zweiten Aber begründet liegt, nämlich in der Tatsache, dass Frauen ausgesprochen gern Schuld für Dinge übernehmen, die gar nicht in ihrem Einflussbereich liegen: die Stimmung der Kinder, die Gesundheit der Eltern, den beruflichen Erfolg des Partners, die Harmonie im Team. Als meine Mutter gestorben war, habe ich nicht nur einmal darüber nachgedacht, ob ich sie vielleicht viel öfter hätte fragen müssen, wie es ihr geht. Sie hätte zwingen müssen, sich gründlicher untersuchen zu lassen und sich eine zweite oder dritte Meinung einzuholen. Hartnäckiger hätte hinterher sein müssen, dass sie sich mehr bewegt und anders ernährt, und ob all das vielleicht am Ende etwas hätte ändern können. Meine Mutter war eine erwachsene Frau und ich nicht ihre Erziehungsberechtigte. Und sie hätte mich jederzeit um Hilfe bitten können. Und trotzdem gingen mir diese Gedanken lange nicht aus dem Kopf. Genau wie ich in dieser Situation haben viele Frauen das Verantwortungsgefühl für alles und jeden offenbar so stark verinnerlicht, dass selbst da ein Schuldgefühl entsteht, wo gar keine Schuld vorhanden sein kann. Und in diesem Moment ist sie keine Hilfe für mögliche Veränderung, sondern wird zu einer Art Grundrauschen, das dem inneren Kritiker ständig neue Munition liefert.

Das ist genau die Stelle, an der sich Schuld verwandelt: in Scham. Und die bezieht sich nicht mehr auf das, was man getan hat, und sagt: „Tu etwas anderes", sondern auf das, was man ist, und sagt: „Du bist falsch." Brené Brown, US-amerikanische Soziologin und – wie sie sich selbst nennt – Scham-Forscherin, bezeichnet die Scham als „giftiges Gefühl, das uns glauben lässt, dass wir Liebe und Zugehörigkeit nicht verdienen".[74] Scham zerfresse das Selbstwertgefühl, weil ihr Grund nicht korrigierbar erscheint: Man kann eine Handlung wiedergutmachen (eben wenn man Schuld empfindet), aber wie soll man wiedergutmachen, dass man als Person nicht richtig ist?

Und Scham hat ganz schön viele Gesichter: Scham für den eigenen Körper: zu alt, zu unattraktiv, nicht „schön genug", zu dick, zu flach, nicht mehr funktionstüchtig. Scham für die eigene Leistung: nicht erfolgreich genug, nicht belastbar genug, nicht mehr mithalten können, zu erfolgreich, zu männlich.

Scham als Mutter: nicht geduldig genug, nicht liebevoll genug, nicht perfekt genug, nicht streng genug, nicht anwesend genug, zu egoistisch. Scham als Partnerin: nicht sexy genug, nicht interessant genug, nicht loyal genug, nicht bewundernd genug. Scham als Tochter: nicht sorgend genug, nicht präsent genug, nicht dankbar genug.

Laut Brené Brown schwächt die Scham aber nicht nur den Selbstwert, sie macht auch einsam, weil sie zu Rückzug führt. Wer sich schämt, spricht lieber nicht darüber, bittet nicht um Hilfe und zeigt seine Gefühle nicht – genau das, was eigentlich Verbindung und Entlastung bringen würde. Und da erscheint schon die nächste Falle am Horizont: Wenn man tatsächlich der Meinung ist, „grundsätzlich falsch“ zu sein, traut man sich selbstverständlich auch nichts mehr zu. Scham hält davon ab, eine Chance zu ergreifen. („Das schaffst du sowieso nicht.“). Sie macht es schwer, Grenzen zu ziehen („Du hast kein Recht, Nein zu sagen.“). Und sie bremst einen, Neues auszuprobieren („Du kannst das eh nicht gut genug.“). Oder anders ausgedrückt: Man sabotiert sich so richtig schön selbst.

Ich lege mir ein paar Steine in den Weg

Hätte ich nicht dieses Buch geschrieben, ich hätte eins schreiben können über Selbstsabotage. Ohne Vorbereitung, ohne Recherche, ich hätte wahrscheinlich aus dem Stand 150 Seiten zusammengekriegt – ich bin quasi der Yoda der Selbstsabotage.

Selbstsabotage bedeutet, seine eigenen Chancen, Bedürfnisse und Ziele zu behindern – unbewusst oder bewusst. Oder anders ausgedrückt: Man steht sich selbst im Weg und wirft sich immer wieder ein paar möglichst große Brocken auf denselben.

Als ich 2024 meine Beratungsplattform aufgebaut, Workshops vorbereitet und Coachingformate entwickelt habe, hätte ich circa zwanzigmal loslegen können. Aber mir kam immer ein „Erst muss ich noch ...“ dazwischen: Erst muss ich noch einen tollen Raum für die Workshops finden. Erst muss ich noch diese zwei Fachbücher lesen und diese Fortbildung machen. Erst muss ich noch die Fotos auf meiner Website bearbeiten und neu arrangieren. Erst muss ich noch Flyer und Visitenkarten entwerfen und drucken lassen (ausgerechnet ... wer arbeitet denn heute noch mit Visitenkarten?).

Kurz: Bei mir brach ein ungeahnter Perfektionismus aus, der mich natürlich komplett davon abhielt, endlich zu starten. Aber genau das war eben auch sein Sinn: Indem ich mir permanent neue Dinge suchte, die ich noch erledigen musste, damit be-moxie.de auch wirklich unanfechtbar fantastisch werden konnte, musste ich auch nicht loslegen. Ich hatte einfach so eine Panik vorm Scheitern, davor, dass andere meine Unternehmung lächerlich fänden oder entdecken könnten, dass ich nicht kompetent genug bin, dass meinem Unterbewusstsein die Alternative „lieber gar nicht erst anfangen" offenbar als die beste erschien.

Trotz meiner großen Erfahrung in Sachen „Wie verhindere ich am wirkungsvollsten meinen eigenen Erfolg" muss ich kein Buch darüber schreiben, das haben bereits andere getan. Selbstsabotage ist nämlich sehr weit verbreitet (und zwar nicht nur unter Frauen, auch Männer können das ganz gut). Und Selbstsabotage ist auch kein Phänomen, das sich ausschließlich aufs Berufsleben reduziert – man kann auch die eigene Gesundheit, seine Liebes- und Freundschaftsbeziehungen und sogar seine Finanzen ganz herrlich torpedieren.

Die amerikanische Autorin Brianna Wiest identifiziert in ihrem Buch „The Mountain is you"[75] (auf Deutsch in etwa: Du selbst bist der Berg, über den du rüber musst) diese unterschiedlichen Arten von Selbstsabotage:

Perfektionismus

Das ist die oben beschriebene Strategie, die ich angewendet habe, um bloß ja nicht am Ziel anzukommen: Wenn man etwas erreichen will, versucht man permanent, das absolute Optimum aus allem rauszuholen, sich perfekt zu verhalten und ein unanfechtbar fehlerloses Arbeitsergebnis abzuliefern. Merkt man schon, ne? Perfekt ist absolut unmöglich, man hat die Erwartungen an sich selbst in derart atemberaubende Höhen geschraubt, dass sie völlig unerfüllbar sind. Sprich: Man KANN sein Ziel nicht erreichen. Und wenn man es nicht erreichen kann, kann man auch nicht scheitern.

Ablenkung und Überbeschäftigung

Auch gern genommen: sich selbst den Terminkalender, beziehungsweise den Alltag so vollknallen, dass man auf gar keinen Fall Ressourcen übrig hat, sich um das eigentliche Thema zu kümmern. Wer dauernd mit dem Außen beschäftigt ist, kann ja praktischerweise nicht nach innen gucken, weil schlicht und ergreifend keine Zeit übrig ist. Also bleiben Ängste oder Trauer oder Herzschmerz einfach da, wo sie sind: verschüttet. Und man macht weiter mit Dingen, die weniger anstrengend sind – die anderen bleiben dadurch nur leider unbearbeitet.

Self-Handicapping

Diesen Mechanismus kann man auch übersetzen mit: sich selbst eine Ausrede basteln. Auch dahinter steckt die Angst, zu versagen, man sorgt aber dafür, dass man nicht selbst schuld am Misserfolg ist. Indem man zum Beispiel ein Projekt auf den allerletzten Drücker einreicht. Für den Fall, dass es Kritik gibt, kann man die einfach auf den viel zu engen Zeitplan schieben. Oder man geht am Abend vor einem wichtigen Termin zu lange aus, dann hat man einfach viel zu wenig geschlafen (und etwas zu viel getrunken), um erfolgreich zu sein. Einfachste Ausführung des Self-Handicappings: Man fantasiert sich eine Krankheit herbei. Dann ist der verdorbene Magen oder das Erkältungsvirus und nicht man selbst verantwortlich.

Erfolge kleinreden

Bei dieser Praxis der Selbstsabotage haben Frauen dann doch einen großen Vorsprung vor den Männern: den eigenen Erfolg dem Zufall zuschreiben. Oder dem schönen Wetter. Oder den Sternen. Nur eben nicht sich selbst. Kommt der Chef und sagt: „Gut gemacht", ist die Antwort: „Danke, aber das war nur Glück." Wird man gelobt dafür, was man alles unter einen Hut kriegt, erwidert man: „Ach, das ist doch nichts." Der Gedanke, der dahintersteckt, ist zuerst mal zumindest nachvollziehbar: Verkauft man die eigene Leistung als Glück, kann einem niemand später vorwerfen, man sei überschätzt. Besonders Frauen tendieren dazu, bloß nicht zu stark oder zu schlau rüberzukommen, um ja keine Ablehnung oder Neid bei anderen auszulösen, wie Forschungen gezeigt haben.[76]

Die US-amerikanische Sozialpsychologin Heidi Grant Halvorson hat dieses Phänomen näher untersucht und gerade bei sehr klugen und erfolgreichen Frauen eine „übertriebene Bescheidenheit" festgestellt.[77] Hochkompetente Frauen setzen sich in sozialen Situationen deutlich herunter, indem sie zum Beispiel Sätze mit Formulierungen wie „Das ist jetzt vielleicht eine blöde Idee, aber ..." beginnen. Während ihr männlicher Kollege einfach sagt: „Wir machen es folgendermaßen ...". Grund dieser Bescheidenheit sei unter anderem die Angst davor, als „doch nicht so klug" entlarvt zu werden, darum versuche man lieber gleich, nicht ganz so kompetent zu wirken. Die Folgen sind leider doppelt negativ: Die Frau wird weniger ernstgenommen, weil sie selbst ihre Fähigkeiten kleinredet. Was am Ende natürlich auch wieder das Klischee der nicht durchsetzungsstarken Frau füttert. Selbstsabotierend ist dieses Verhalten dann natürlich deshalb, weil man quasi an seinem eigenen Fundament sägt: Wenn man nicht so kompetent rüberkommt, wie man eigentlich ist, wird man irgendwann auch nicht mehr gefördert. Und am Ende zweifelt man auch noch selbst an dem, was man eigentlich kann.

Innerer Widerstand

Der innere Widerstand, den Wiest beschreibt, ist ein bisschen diffus und eher eine Voraussetzung für selbstsabotierendes Verhalten als eine Form desselben. Innerer Widerstand ist unbewusst und taucht gern dann auf, wenn man sich verändern oder etwas Neues beginnen möchte: Man will einen neuen Job und müsste die Bewerbung dafür schreiben, vorher muss aber dringend die Waschmaschine ausgeräumt und die beste Freundin vom Flughafen abgeholt werden. Man möchte endlich wieder mit dem Laufen anfangen, da ist es dringend nötig erst mal zwei Tage lang die Playlist zu optimieren. Und eventuell muss man auch noch den Virus von vor zwei Wochen richtig auskurieren, bevor man sich in die Joggingschuhe schmeißen kann. Man will sich trennen, das geht aber erst, wenn der/die Partner:in nicht mehr so viel Stress im Job hat. Veränderungen machen Angst, auch die, die man sich wünscht. Also signalisiert die Psyche, dass es eventuell doch besser sein könnte, im aktuellen Status quo zu bleiben, selbst wenn der unzufrieden macht – den kennt man immerhin in- und auswendig, da droht also keine Gefahr.

Perfekte Überleitung zum letzten Punkt aus Wiests Liste und der, der mich am meisten beeindruckt:

Die Angst vorm Glück

Klingt erst mal komisch, weil es ja irgendwie DAS eine Ziel im Leben ist: glücklich zu sein. Aber es gibt da scheinbar so eine Art Höchstmaß dessen, was man an Glück und Zufriedenheit ertragen kann. Wiest beschreibt es in ihrem Buch so: „Deine Obergrenze ist im Wesentlichen die Menge des Guten, mit dem du dich in deinem Leben wohl und sicher fühlst. […] Wenn du dabei bist, dieses obere Limit zu überschreiten, beginnst du unbewusst das, was geschieht, zu sabotieren, um dich wieder selbst auf das einzupendeln, was sicher und vertraut ist.“[75] Einfacher ausgedrückt: Wenn's zu schön wird, sorgt man selbst dafür, dass es ja nicht zu schön bleibt. Der US-amerikanische Psychologe und Paartherapeut Gay Hendricks nennt dieses Phänomen das „Upper Limit Problem“:[78] Kaum ist man befördert worden, verpasst man zwei Deadlines und erscheint zu spät zum Meeting – und schon kommt man langsam wieder runter auf das Level „funktionierend, aber nicht zu erfolgreich“. Wäre ja auch doof, selbstbewusst zu zeigen, dass man was geschafft hat. Man datet jemand richtig Tollen, der zuhört, Interesse zeigt und Nähe zulässt? Viel zu viel Intimität und Wertschätzung. Also beim nächsten Treffen lieber zickig und kühl distanziert sein, damit's ja nicht zu eng und zu vertraut wird.

Zusammengefasst: Die eigene Komfortzone zu verlassen ist auch dann schwierig, wenn das Ergebnis positiv ist. Zu viel Freude, Liebe, Erfüllung und Glück können scheinbar ganz schön bedrohlich und beängstigend sein.

Hört sich alles irgendwie schon ein bisschen crazy an, oder? Da weiß man eigentlich, was man kann und was man will, stellt sich aber trotzdem immer wieder selbst ein Bein. Aber Selbstsabotage ist kein Zeichen von Dummheit oder Willensschwäche. Selbstsabotage ist ein meist unbewusster, irgendwie fast rührender Versuch, den eigenen Selbstwert zu schützen. Indem man sich selbst kleinhält, Fehler lieber schon mal vorwegnimmt oder sich Chancen selbst verbaut, vermeidet man die Gefahr, dass man scheitert – was ein Beweis für die eigene Unfähigkeit oder Wertlosigkeit wäre. Für einen kurzen Moment fühlt sich das dann auch sicher an, auf lange Sicht verhindert es aber jede Form der Weiterentwicklung. Am Ende ist Selbstsabotage der Versuch, sich nur ja nicht angreifbar und verletzlich zu machen.

Verletzlichkeit ist der Schlüssel

Das etwas Paradoxe daran ist ja: Wenn eine gute Freundin vorbeikommt und von einem Problem erzählt – Sorge um ihr pubertierendes Kind, Ärger mit einem mobbenden Kollegen, Angst vor einer Präsentation, die sie demnächst halten soll, oder Streit in ihrer Ehe – und vor allem auch von ihrer Angst, damit nicht fertigzuwerden, würde man diesen Moment ja höchstwahrscheinlich niemals als einen der Schwäche sehen, sondern als einen der Nähe und der Stärke. Man wäre berührt davon, dass diese Freundin sich so öffnet und einem ihre Unsicherheit, sprich ihre Verletzlichkeit, zeigt. Bei ihr findet man sie mutig und richtig. Bei sich selbst empfindet man Verletzlichkeit als beschämend. Als Risiko.

Brené Brown hat in über zehn Jahren Forschung mit Tausenden von Interviews noch eine weitere Seite der Verletzlichkeit herausgestellt: Was die meisten als Risiko und Gefahr empfinden, ist in Wirklichkeit der Schlüssel zu Mut und Kreativität. Und zu echter Verbindung mit anderen Menschen.

Verletzlichkeit bedeute, sich zu zeigen, ohne zu wissen, was zurückkommt: Gefühle auszusprechen, Unsicherheiten offenzulegen oder einen Traum zu verfolgen, bei dem das Scheitern jederzeit möglich ist. Gerade dieses „Sich-selbst-Zeigen" mache Angst – und genau deshalb sei es mutig: „Verletzlichkeit klingt nach Wahrheit und fühlt sich nach Mut an. Wahrheit und Mut sind nicht immer angenehm, aber niemals Schwäche."[79]

Die Menschen, die tatsächlich ihre Verletzlichkeit zeigen (Brown nennt sie „wholehearted"), hätten auch nicht weniger Angst, sie seien nur trotz Angst bereit, sich auf Dinge einzulassen: Auf Nähe, auch wenn Zurückweisung möglich ist. Auf Neues, auch wenn Scheitern droht. Auf Liebe, auch wenn es keine Garantie auf Erwiderung gibt. „Verletzlich zu bleiben ist ein Risiko, das wir eingehen müssen, wenn wir echte Verbundenheit erleben wollen."[80]

Fazit: Die eigene Verletzlichkeit zu zeigen ist mitnichten eine Charakterschwäche, vielmehr macht sie menschlich. Eigentlich also der beste Grund, mit der eigenen Verletzlichkeit genauso freundlich umzugehen, wie man es bei anderen automatisch tut. Sprich: Es wäre hin und wieder einfach schön, wenn es einem gelingen würde, mehr Mitgefühl mit sich selbst zu haben.

Sich selbst die beste Freundin sein

Um sich darüber Gedanken zu machen, wie man mitfühlender mit sich selbst werden kann, ist es vielleicht ganz gut, einmal zu schauen, was Selbstmitgefühl NICHT ist. Nämlich nicht dasselbe wie Selbstmitleid. Selbstmitleid bedeutet jammern über das eigene Unglück. Sich so richtig schön reinsteigern in alles, was schiefgegangen ist. Sich selbst erklären, wie unfähig man ist. Sich selbst bedauern, weil es anderen so viel besser geht als einem selbst. Und sich immer wieder fragen: Warum muss das ausgerechnet mir passieren? Im Grunde führt man so eine Art kleines dramatisches Theaterstück auf, in dem man sowohl die Hauptperson als auch die Zuschauerin ist: Man ist die Person, die tatsächlich irgendetwas Schwieriges/Trauriges/Anstrengendes erlebt, man ist aber gleichzeitig auch diejenige, die das eigene Schicksal kommentiert, bewertet und größer macht, indem man es von allen Seiten betrachtet (Applaus fällt allerdings aus). Was dabei rauskommt? Ehrlicherweise gar nichts. Oder sagen wir es mal so: Anfangs sicher eine gewisse Erleichterung (denn ja, ab und zu braucht es auch mal eine ordentliche Portion Selbstmitleid, schon klar), danach nur noch mehr schlechte Laune. Und Stillstand. Null Veränderung. Kein Blick für mögliche Lösungen. Und damit auch das richtig Dumme: Das Problem geht nicht weg, sondern setzt sich so richtig schön fest. Selbstmitgefühl dagegen ist quasi das Gegenmittel zu Selbstmitleid.

Das „Konzept" Selbstmitgefühl kommt ursprünglich aus dem Buddhismus. Nach dieser Lehre bedeutet Mitgefühl, Leid zu erkennen, ihm wohlwollend zu begegnen und es lindern zu wollen. Und zwar das Leid aller Lebewesen, ohne Ausnahme – Mitgefühl schließt alle ein. Es ist anzunehmen, dass dieser Auslegung auch jede Nicht-Buddhistin zustimmen würde und es höchstwahrscheinlich anderen gegenüber auch sehr oft (unbewusst) praktiziert. Nur ein Lebewesen vergisst man dann doch regelmäßig: sich selbst.

Und genau das ist Selbstmitgefühl: sich selbst in schwierigen Phasen mit der gleichen Wärme, dem gleichen Verständnis und der gleichen Freundlichkeit zu begegnen, mit denen man einer Freundin oder einem Familienmitglied begegnen würde. Die US-amerikanische Psychologin Kristin Neff, die das Selbstmitgefühl aus dem spirituellen Kontext herausgelöst und wissenschaftlich erforscht hat, geht noch einen Schritt weiter: „Selbstmitgefühl bedeutet, freundlich und verständnisvoll mit sich umzugehen, wenn man mit eigenen Schwächen konfrontiert ist – es heißt, aufzuhören, sich dafür zu verurteilen und zu bestrafen, dass man ein Mensch ist.“[81] Die eigenen Schwächen zu erkennen und eigenen Grenzen zu akzeptieren sei die Voraussetzung dafür, Dinge zu verändern. Selbstmitgefühl ist also kein Rumkuscheln mit sich selbst oder das Schönreden der Realität und auch kein innerer Aufruf zur Bequemlichkeit. Es ist vielmehr die Fähigkeit, sich selbst gegenüber zuzugeben: „Ja, es ist sch**** schwer gerade. Und ja, ich habe auch Fehler. Aber das heißt nicht, dass ich wertlos bin.“ Drei Elemente machen laut Neff das Selbstmitgefühl aus:

1. Freundlichkeit zu sich selbst statt Selbstverurteilung

In schlechten Zeiten geht man verständnisvoll, unterstützend, warmherzig, hilfsbereit und ermutigend mit sich selbst um – quasi wie ein interner Coach oder eine innere gute Freundin. Diese innere Unterstützung gibt Sicherheit, um Herausforderungen zu überstehen oder Veränderungen in Angriff zu nehmen.

2. Geteilte Menschlichkeit statt Isolation

Statt wie beim Selbstmitleid das Gefühl zu haben, man sei die Einzige auf dem gesamten Erdball, der es gerade nicht gut geht, geht es hier darum, sich bewusst zu machen, dass jeder Mensch durch miese Phasen geht. Nicht alle haben dieselben Probleme, aber alle haben welche. Nicht alle leiden auf dieselbe Weise, aber alle leiden. Und dieses Wissen verbindet einen mit anderen Menschen.

3. Achtsamkeit statt Überidentifikation

Wer selbstmitfühlend ist, wendet sich seinen schwierigen Gefühlen zu, akzeptiert sie, lässt sich aber nicht von ihnen überwältigen. Man geht also achtsam mit der eigenen emotionalen Last um – weder, um sie wegzuschieben noch um sich davon erdrücken zu lassen.[81]

Klingt simpel und gut. Aber auch alles andere als einfach. Die meisten haben schließlich jahrelange Erfahrung darin, mit sich selbst viel strenger umzugehen als mit allen anderen. Darum fühlt sich Selbstmitgefühl am Anfang oft ungewohnt und sogar unbequem an und vermittelt auf den ersten Blick vielleicht den Eindruck, selbstgefällig und träge zu machen, weil es dazu führt, sich in die warme Decke Selbstmitgefühl einzuwickeln und da auch sitzen zu bleiben. Stimmt aber nicht. Laut Kristin Neff erhöht Selbstmitgefühl sogar die Motivation. Wenn man sich nach einem Fehler, den man begangen hat, nämlich nicht wie gewohnt gnadenlos verurteilt, sondern sich selbst gegenüber verständnisvoll reagiert, hat man auch mehr Energie und Mut, es erneut zu versuchen. Härte gegen sich selbst führt zu Vermeidung – man will sich ja auf keinen Fall noch mal so fühlen. Freundlichkeit zu sich selbst dagegen führt dazu, dranzubleiben.

Das Beste am Selbstmitgefühl: Es stärkt am Ende das Selbstwertgefühl – und zwar auf eine sehr stabile Weise. Selbstwertgefühl hängt nämlich meist von Erfolg, Attraktivität, Leistungsfähigkeit oder Anerkennung ab. Es lebt sozusagen davon, sich mit anderen zu vergleichen und festzustellen: Ich bin klüger, ich bin schöner, ich bin erfolgreicher und disziplinierter sowieso. Das Problem ist allerdings, dass Selbstwertgefühl damit auch sehr störungsanfällig ist: Fällt die Anerkennung weg, macht jemand anders irgendetwas besser als man selbst oder läuft etwas gründlich schief, rauscht der Selbstwert direkt in den Keller.

Selbstmitgefühl ist im Gegensatz dazu eben NICHT davon abhängig, ob man gerade einen glänzenden Auftritt hingelegt hat. Weil man sich nämlich genau dann mit Selbstverständnis begegnet, wenn die Dinge nicht rund laufen. Oder wie Kristin Neff es ausdrückt: „Selbstwert hängt davon ab, besonders und überdurchschnittlich zu sein. Selbstmitgefühl ist genau dann verfügbar, wenn der Selbstwert versagt – wenn wir […] uns unzulänglich fühlen.“[81]

Selbstmitgefühl ist im besten Fall also komplett unabhängig von Erfolgen, dem Lob von außen, dem Vergleich mit anderen oder irgendeiner Leistung. Während Selbstwertgefühl eher dafür sorgt, dass man sich in eine Konkurrenzsituation bringt, verbindet Selbstmitgefühl mit anderen, weil es eben anerkennt, dass scheitern und Grenzen haben völlig menschlich und universell sind.

Zusammengefasst: Selbstwertgefühl macht stark, solange die Dinge gut laufen, Selbstmitgefühl macht stark, wenn es schwierig wird – und sorgt gleichzeitig für einen stabilen Selbstwert.

In einer Studie mit Frauen in den Wechseljahren wurde übrigens untersucht, was ihre psychische Verfassung positiv beeinflusst. Tadaa: nicht die Hormone, nicht die körperlichen Symptome, sondern das Maß an Selbstmitgefühl ist einer der wichtigsten Einflussfaktoren für psychisches Wohlbefinden in dieser Umbruchzeit.[82] Es verändert selbstverständlich weder schwankende Hormonspiegel noch daraus resultierende Symptome, aber es verändert den Umgang damit. Hitzewallungen, Schlafprobleme oder Stimmungsschwankungen werden weniger als „persönliches Versagen" wahrgenommen, sondern mehr als „normale Phase". Was den Stress deutlich reduziert. Frauen mit hohem Selbstmitgefühl berichten dementsprechend über mehr Zufriedenheit, mehr innere Ruhe und weniger depressive Verstimmungen. Statt in Grübeleien wie: „Warum gerade ich?", oder: „Ich funktioniere nicht mehr", zu verfallen, können sie ihre Situation einfach realistischer und eben auch freundlicher einordnen. Kurz: Sie fühlen sich trotz körperlicher Beschwerden gelassener und stabiler. Selbstmitgefühl hilft also dabei, die Wechseljahre nicht ausschließlich als Verlust von Jugend, Attraktivität und/oder Leistungsfähigkeit zu sehen, sondern als sehr normale Lebensphase, die alle Frauen früher oder später erleben. Automatisch entsteht so auch mehr Offenheit für neue Möglichkeiten und Ideen, weil man seine Gedanken und seine Energie nicht mehr an das verschwendet, was man eh nicht ändern kann.

Die Self-Compassion Scale

Kristin Neff hat die „Self-Compassion Scale"[83] (Selbstmitgefühl-Skala) entwickelt, mit deren Hilfe man sein eigenes Selbstmitgefühl einschätzen kann. Es geht darum, wie sehr die folgenden zwölf Aussagen* auf einen zutreffen:

	fast nie	selten	manch-mal	oft	fast immer
• Wenn ich bei etwas, das mir wichtig ist, versage, überkommt mich ein Gefühl der Unzulänglichkeit.	☐	☐	☐	☐	☐
• Ich versuche, verständnisvoll und geduldig mit den Seiten an mir umzugehen, die ich nicht mag.	☐	☐	☐	☐	☐
• Wenn etwas Schmerzhaftes passiert, bemühe ich mich, die Situation von allen Seiten zu betrachten.	☐	☐	☐	☐	☐
• Wenn ich niedergeschlagen bin, habe ich oft das Gefühl, dass die meisten anderen wahrscheinlich glücklicher sind als ich.	☐	☐	☐	☐	☐
• Ich versuche, meine Fehler als Teil des Menschseins zu sehen.	☐	☐	☐	☐	☐
• Wenn ich eine sehr schwere Zeit durchmache, schenke ich mir selbst die Fürsorge und Zuwendung, die ich brauche.	☐	☐	☐	☐	☐
• Wenn mich etwas aufregt, versuche ich, meine Emotionen im Gleichgewicht zu halten.	☐	☐	☐	☐	☐
• Wenn ich bei etwas scheitere, das mir wichtig ist, fühle ich mich mit meinem Versagen oft allein.	☐	☐	☐	☐	☐
• Wenn ich mich niedergeschlagen fühle, fixiere ich mich schnell auf alles, was falsch ist.	☐	☐	☐	☐	☐
• Wenn ich mich in irgendeiner Weise unzulänglich fühle, erinnere ich mich daran, dass die meisten Menschen solche Gefühle kennen.	☐	☐	☐	☐	☐
• Ich verurteile meine eigenen Fehler und Schwächen sehr hart.	☐	☐	☐	☐	☐
• Ich bin oft ungeduldig und intolerant gegenüber den Aspekten meiner Persönlichkeit, die ich nicht mag.	☐	☐	☐	☐	☐

→

→ Je stärker man sich in den **freundlichen Aussagen** wiederfindet, desto mehr Selbstmitgefühl bringt man sich entgegen.

→ Je stärker die **kritischen Aussagen** zutreffen, desto mehr Luft nach oben ist da noch in Sachen Selbstmitgefühl.

* Die Fragen stammen aus der gekürzten Version einer Skala, die Neff aus der ursprünglichen langen Version entwickelt hat.

Damit Selbstmitgefühl jetzt aber nicht nur bloße Theorie bleibt, braucht es eine gute Grundlage: echte Erholung. Denn, mal ehrlich, wer ständig total erschöpft ist, wird es kaum schaffen, besonders freundlich zu sich selbst zu sein. Echte Erholung fängt da an, wo man den inneren Betrieb umstellt – vom ständig laut schrillenden Alarm in einen friedlichen Regenerationsmodus.

Die Arbeitspsychologin Sabine Sonnentag hat beschrieben, woran man dieses „Umschalten" erkennt. Es sind vier unterschiedliche Komponenten, die mitentscheiden, ob eine Pause wirklich Kraft zurückgibt:[84]

1. abschalten
2. entspannen
3. Neues wagen bzw. Erfolgserlebnisse
4. die eigene Zeit in der Hand haben

Abschalten heißt: die gedankliche Tür zum „Problemraum" zuzumachen, statt immer noch mehr Stressoren in denselben einzuladen. Also nicht beim Auf-dem-Sofa-Liegen innerlich doch noch Mails beantworten, sondern den Tag bewusst „abheften": Laptop zu, Notizen für morgen Notizen sein lassen, Jacke an, raus. Ein anderer Ort, andere Reize, was anderes sehen, riechen, hören. Die Wahrscheinlichkeit ist groß, dass dann auch irgendwann die Gedanken die To-dos loslassen. Wenn das gelingt, stellt sich Entspannung ein. Und die meint das physiologische Runterfahren: Der Atem wird tiefer, die Schultern sinken, die Muskeln werden locker, der Körper vermeldet: „Du bist jetzt sicher." Ein bisschen esoterisch ausgedrückt: Der Körper schaltet (auch sichtbar) vom Tun ins Sein. Dann ist auch Platz da für das, was Sonnentag die „Mastery Experience" nennt: etwas Neues lernen oder ein Erfolgserlebnis haben. Hört sich erst mal gar nicht so erholsam an, weil man dafür ja etwas tun muss, aber genau das ist der Gedanke dahinter: Passiv zu sein und nichts zu tun kann mal ganz schön sein, viel größer ist die Erholung aber, wenn man aktiv ist und dabei etwas schafft – weil es das Selbstbild verändert.

Wenn man vielleicht immer mal wieder denkt: „Ich kann nicht mehr so wie früher", erlebt man sich beim Ausprobieren einer Sportart, beim Chorsingen oder beim Erlernen einer neuen Sprache ganz anders. Nämlich als: „Ich kann sehr wohl noch." Es geht beim „Mastery-Erleben" also nicht darum, irgendwas zu leisten, sondern darum, sich als wirksam zu erleben. Last but not least braucht Erholung Kontrolle über die eigene Freizeit. Freie Zeit bringt nämlich nur dann einen Erholungseffekt, wenn man tatsächlich frei gewählt hat, was man tut, wann man es tut und vor allem auch mit wem. Familienfeiern, Rasen mähen und Vereinssitzungen finden auch in der Freizeit statt, werden aber höchstwahrscheinlich von den wenigsten als erholsam empfunden. Verantwortung für sich zu übernehmen heißt deshalb auch, Prioritäten zu setzen, Termine zu streichen und sich und anderen die eigene Zeit bewusst zuzuteilen.

SO wird aus „irgendwie mal eben Pause machen" echte Erholung: Abstand im Kopf, Ruhe im Körper, aktiv etwas tun und sich die eigene Zeit zurückholen. Wenigstens ab und zu. Jemand mit Verantwortungsgefühl kümmert sich nämlich nicht nur darum, dass der Kühlschrank voll ist, die Kinder saubere T-Shirts haben und die Kolleg:innen sich auf einen verlassen können. Jemand mit Verantwortungsgefühl lädt auch den eigenen Akku regelmäßig wieder auf. Das Smartphone dockt man ja schließlich auch an die Steckdose an, wenn nur noch drei Prozent übrig sind.

Damit das geht, braucht es immer wieder ein inneres „Nein", das die Automatismen stoppt, die einem zu viel Energie klauen: das Allen-gefallen-Wollen. Der Reflex, alles perfekt zu machen. Die alte Gewohnheit, die eigenen Bedürfnisse immer an die letzte Stelle zu setzen. Auch zu sich selbst Nein zu sagen ist schwierig. Weil es ebenfalls fast immer eine negative Reaktion mit sich bringt: mindestens ein schlechtes Gewissen. Und das muss man auch erst mal aushalten. Vielleicht fängt man darum etwas kleiner an, jeden Morgen beim Aufstehen oder so ähnlich. Man betrachtet den Tag und nimmt sich vor: Heute lasse ich X, damit Y möglich wird:

- Heute spare ich mir die späte Mailrunde, damit mein Schlaf mal länger als sechs Stunden dauert.
- Heute verzichte ich auf das dritte „Ich mach das eben", damit Zeit für meine Laufrunde bleibt.
- Heute rufe ich nicht bei meinen Eltern an, damit ich mal wieder mit meiner besten Freundin telefonieren kann.

Apropos beste Freundin: So hilfreich und unterstützend und wichtig es auch sein mag, sich selbst freundlich und verständnisvoll zu sagen: „Du bist okay", und mehr Verantwortung für sich selbst zu übernehmen – alles schafft man dann am Ende doch nicht allein. Will man ja auch gar nicht. Menschen brauchen andere Menschen, so viel ist klar. Nur: Wie die meisten Dinge werden auch Beziehungen im Laufe der Zeit oft nicht einfacher. Nicht die zu Freundinnen, die mit ihrem eigenen Chaos beschäftigt sind. Nicht die mit den eigenen Kindern und schon erst recht nicht die mit dem Partner oder der Partnerin. Beziehungen sind mit Mitte 40 oder 50 in den meisten Fällen nämlich kein Selbstläufer mehr. Oder vielleicht auch viel zu sehr Selbstläufer geworden.

Wie also umgehen mit dem Dilemma: „Ich möchte nicht allein sein, aber auch nicht zu viel Nähe?"

Kapitel 5
Netzwerkorientierung

Allein ist doof, aber Nähe ist auch nicht leicht.

Mein 50. Geburtstag im März 2021 fiel in den zweiten Corona-Lockdown. Das war dieser allumfassende Komplett-Lockdown, bei dem man in Hamburg nicht mal mehr allein auf einer Parkbank sitzen durfte und sich vor dem Supermarkt anstellen und warten musste, bis einem ein vermummter EDEKA-Mitarbeiter einen frisch desinfizierten Einkaufswagen rüberschob als Zeichen für „Du darfst jetzt rein, bitte schnell machen".

Ich muss zugeben, ich war anfangs schon ein wenig deprimiert. Ausgerechnet diesen doch ziemlich bedeutsamen Geburtstag musste ich jetzt also weitestgehend allein verbringen (ich hatte wirklich Panik vor der Zahl 50 – obwohl ich es natürlich längst besser wusste, weil bereits andere Menschen in meinem Umfeld diese magische Grenze überschritten hatten, hatte ich diese Zahl immer nur mit „Jetzt geht's los mit alt sein" verbunden). Man durfte ja auf gar keinen Fall irgendjemandem näher als fünf Meter kommen. Geschweige denn, irgendwen zu Kaffee und Torte oder, noch schlimmer, Mettigel, Bier und Tanzmusik in die eigene Wohnung einladen. Mein Mann saß im Ausland fest, mein Bruder in Berlin, meine Eltern im Ruhrgebiet. Einzig meine sehr gute Freundin Lilo, die durch einen der besten Zufälle unseres Lebens im selben Haus wohnt wie ich, war bei mir. Wir hatten uns gleich zu Beginn der Coronapandemie zur „Familie" erklärt und verbrachten viele Abende zusammen, um nicht komplett durchzudrehen. Lilo hängte also an meinem Geburtstag eine zehn Meter lange Girlande mit 50 „Kleinkind-bis-heute-Fotos" von mir, die sie sich bei meinen Eltern besorgt hatte, in mein Wohnzimmer, brachte einen Kuchen und ihren Hund mit und wir packten ein paar Geschenke aus, die per Post bei mir gelandet waren (wenigstens das funktionierte ja noch). Das war's. Dachte ich. Falsch gedacht: Im Laufe des Tages kamen nacheinander, fast als hätten sie sich abgesprochen, mehrere Freundinnen mit FFP2-Maske, Blumen und noch mehr Kuchen bei mir vorbei. Kaum verabschiedete sich die eine nach einer halben Stunde herzlichem Abstand, stand schon die Nächste vor der Tür. Das Ganze fand einen fulminanten Abschluss, als am Abend die drei besten

Kolleginnen, die ich je hatte (und die mittlerweile ebenfalls sehr gute Freundinnen sind) mit mir gemeinsam im dicken Wintermantel an unseren Hausmülltonnen eine Flasche Champagner tranken (viele Grüße noch mal an den netten Nachbarn von gegenüber, der uns über die Straße zubrüllte, er würde jetzt sofort die Polizei rufen, Alkohol in der Öffentlichkeit, das sei schließlich gerade verboten).

Im Nachhinein muss ich sagen: Das war einer der schönsten Geburtstage, die ich je hatte. Nicht nur, weil ich im Anschluss etwa acht Tage lang sehr viel Kuchen zur Verfügung hatte und meine Wohnung aussah wie ein Blumenstand auf dem Isemarkt, sondern auch, weil mir dieser Tag zeigte, dass ich ganz schön viele ganz schön tolle Menschen in meinem Leben habe, denen ich offenbar ziemlich viel bedeute. Und ich stellte außerdem fest, dass dieser zwangsisolierte Geburtstag noch etwas Gutes hatte: Mir wurde die Entscheidung abgenommen, ob ich meinen 50. mit einer großen Party feiern sollte oder nicht. Denn mal ganz davon abgesehen, dass so eine Festivität ja meist der Gastgeberin am wenigsten bringt, weil sie sich an dem Abend schier zerreißen muss, um mit allen, die bei der Party aufschlagen, zumindest drei Sätze zu wechseln – für ein rauschendes Fest hätte ich gar nicht mehr genug Leute zusammenbekommen. Zu meinem 30. Geburtstag reisten Menschen aus sechs unterschiedlichen Städten an und am Ende befanden sich 84 Leute in meiner Wohnung. 20 Jahre später hätten die Namen meiner Wunschgäst:innen auf die Vorderseite eines kleinen Post-its gepasst.

Worauf ich mit dieser ganzen Geschichte hinauswill: Das eigene Netzwerk, also alle Menschen, die einen umgeben und mit denen man in der ein oder anderen Beziehung steht, ist nicht nur unglaublich wichtig, es verändert sich im Laufe des Lebens auch immer wieder. Manchmal aus Versehen, manchmal mit voller Absicht, manchmal, weil man es selbst entscheidet und manchmal, weil einem jemand die Entscheidung abnimmt.

Ich hab es jetzt nicht ganz genau nachgerechnet, aber ich würde vermuten, ich habe in den letzten zehn Jahren auch etwa die gleiche Anzahl an Freundinnen verloren. Es sind tatsächlich auch ein paar neue dazugekommen, aber die Zahl der Verluste ist vermutlich deutlich höher als die der Zugewinne. Die Gründe sind unterschiedlich: nicht mehr dieselben Interessen, nicht die gleiche Erwartung an die Freundschaft, weniger Kompromissbereitschaft, räumliche beziehungsweise berufliche Trennung und „ups, ist einfach so passiert". Ich möchte unbedingt betonen, dass nicht ich all diese Beziehungen beendet habe, es gab durchaus auch beidseitige und von mir keineswegs gewollte Trennungen. Wie auch immer, mein Freundeskreis ist kleiner geworden. Oder vielleicht nenne ich es besser: exklusiver. Durch den Tod meiner Mutter hat sich natürlich auch meine Familie sehr verändert. Der Kontakt von meinem Bruder und mir zu unserem Vater ist wieder deutlich enger geworden, was einerseits sehr schön ist, andererseits aber – zumindest vorübergehend – auch sehr zeitintensiv war. Durch mein Ausscheiden aus der Agentur hat sich schlussendlich auch mein „erweiterter Bekanntenkreis" drastisch dezimiert – manche durchaus engen Verbindungen waren am Ende dann eben doch eher beruflich bedingt. Lange Rede, kurzer Sinn: Insgesamt war in Sachen persönliches Netzwerk in den letzten Jahren in meinem Lebens ganz schön viel im Flow.

Wofür ist Nähe da?

Ob man es nun Netzwerk nennt (bei dem Begriff haben ja die meisten eher den Job im Kopf oder – wenn man in der IT-Branche arbeitet – den Computer und anderes technisches Gerät), Beziehungen oder Verbindungen, eins ist wohl klar: Da müssen andere Menschen im eigenen Leben sein. Ohne einen mehr oder weniger großen Kreis bedeutender und geliebter Personen, die eine mehr oder weniger große Rolle bei allen wichtigen Themen spielen, wäre da in jeder Hinsicht: nichts.

Wie so vieles andere ist auch dieses starke menschliche Bedürfnis nach Verbindung ein Produkt der Evolution. Und zwar nicht nur fürs gute Gefühl, sondern ursprünglich auch aus überlebenstechnischen Gründen. Wer vor Tausenden von Jahren allein war, hatte keine besonders große Chance, lange durchzuhalten. Jagen, sich verteidigen, den Nachwuchs großkriegen – das alles ging eigentlich nur in der Gruppe. Sozialer Ausschluss bedeutete schlichtweg Lebensgefahr.

Experten wie der US-amerikanische Sozialpsychologe und Neurowissenschaftler John Cacioppo schreiben darum bis heute dem Gefühl von Einsamkeit, das ja nun wirklich keinen guten Ruf hat, eine durchaus positive Funktion zu. Einsamkeit sei ein Alarmsignal unseres Körpers, ähnlich dem Hunger oder dem Schmerz, um anzuzeigen: Da fehlt was. Im Einsamkeitsfall eben die Verbindung zu anderen Menschen. Einsamkeit soll also darauf aufmerksam machen, wenn soziale Bindungen bedroht oder gar nicht da sind, und gleichzeitig motivieren, diese lebenswichtigen Verbindungen (wieder-)herzustellen.[85] Die Psychologie spricht dann übrigens vom „sozialen Schmerz“, weil das Fehlen sozialer Bindungen exakt dasselbe Hirnareal triggert, das auch am körperlichen Schmerz beteiligt ist. Alleinsein tut also tatsächlich weh[86] (auf die Tatsache, dass Alleinsein auch jede Menge für sich hat, komme ich später im Kapitel).

Noch wichtiger als die „Überlebensfunktion“ – weil man ja heute nur noch bedingt jagen muss – ist aber wohl dieser Faktor von Nähe zu anderen Menschen: Sie macht gesund. Wer in und mit funktionierenden Beziehungen lebt, fühlt sich im besten Fall geborgen und diese Geborgenheit lässt sich tatsächlich messen. Das Level von Stresshormonen wie Cortisol sinkt, das der Wohlfühlhormone wie Oxytocin, Dopamin und Serotonin steigt, man fühlt sich ruhiger, sicherer und weniger ängstlich. Der Parasympathikus wird über den Vagusnerv aktiviert und der senkt Herz- und Atemfrequenz, fördert Verdauung und Regeneration und stellt den Körper auf „Ruhemodus“ und Heilung um.[87, 88] Laut der Polyvagal-Theorie des Neurophysiologen Stephen Porges ist dieses entstehende „Gefühl von Sicherheit“ die Voraussetzung dafür, dass wir überhaupt Verbindung und Vertrauen empfinden können.[89] Zwar ist diese Theorie wissenschaftlich eher etwas dünn belegt, der Kerngedanke wird aber von vielen Forschern geteilt: Liebe entspannt und Entspannung macht Liebe! Der Kreislauf der menschlichen Verbundenheit sozusagen.

So weit, so theoretisch: Nähe ist gesund, Einsamkeit tut weh, Verbindung macht widerstandsfähig. Klingt nachvollziehbar und kann man deswegen alles so unterschreiben. Wenn da nicht die Praxis wäre, denn die ist natürlich viel komplizierter. Wahrscheinlich, weil Menschen eben auch nicht einfach, sondern komplex und kompliziert sind. Und nur, weil man Nähe braucht und sie sich – in den meisten Fällen – auch wünscht, ist sie nicht automatisch da. Mal ist sie nichts weiter als Fassade, mal reißt sie – scheinbar ohne Grund – von heute auf morgen ab und mal wird sie einem auch einfach zu viel. Und dann wären da natürlich auch noch jede Menge andere Spielverderber: chronischer Zeitmangel und Dauerstress, viel zu viel Gewöhnung und unausgesprochene oder nicht erfüllbare Erwartungen aneinander und Überforderung im Alltag. All das steht dann wie eine riesige Mauer zwischen einem selbst und den Menschen, die einem eigentlich nah sind oder es zumindest mal waren. Blöderweise ist es ziemlich anstrengend, über diese Mauer wieder rüberzukommen oder sie sogar komplett einzureißen.

Fünf Richtige

Am deutlichsten spürbar wird das wahrscheinlich bei Freundschaften. In Freundschaften gibt es keinen Trauschein, kein gemeinsames Konto, keine Kinder, keine Blutsverwandtschaft – im Grunde genommen gar keine wirklichen Pflichten. Diverse Konflikte und Abhängigkeiten, wie sie innerhalb von Familien oder Liebesbeziehungen auftauchen, sind da also von vornherein ausgeschlossen. Und: Freundschaften sind absolut freiwillig. Vater, Mutter und Geschwister kann man sich nicht aussuchen, die beste Freundin schon. Genau darum sind Freundschaften aber auch fragiler – genauso schnell wie man sie eingegangen ist, kann man sich auch wieder aus ihnen lösen, wenn man der Meinung ist, „das läuft nicht rund". Scheinbar ohne große Folgeschäden. Bei Partner:in, Bruder oder Mutter ist das deutlich schwieriger. Vielleicht mit ein Grund für das Ergebnis einer Befragung des Instituts für Demoskopie Allensbach. Dort sagen 85 Prozent aller Teilnehmenden auf die Frage, was im Leben wichtig sei: gute Freund:innen. Und die stehen damit in der Bedeutung noch vor der eigenen Familie (78 Prozent) und der Partnerschaft (75 Prozent).[90]

Was aber sind eigentlich gute Freund:innen? Die 780 Kontakte bei LinkedIn, die jeden Morgen gegen neun Uhr ihr berufliches Großartigkeits-Feuerwerk abschießen, ja wahrscheinlich eher nicht. Die anderen Spieler:innen der Volleyballgruppe? Die Mitglieder im Literaturclub, dem man beigetreten ist? Die Kollegin, mit der man ab und zu nach Feierabend einen Sundowner trinkt? Oder sind es am Ende eben doch nur die zwei, drei Menschen, die zu jeder Tages- und Nachtzeit da wären, wenn man sie dringend braucht?

Der britische Anthropologe Robin Dunbar hat für die Beantwortung dieser Frage eine berühmte Theorie aufgestellt beziehungsweise die „Dunbar-Zahl" erhoben.[91] Die besagt, dass unser Gehirn gar nicht in der Lage ist, mit mehr als 150 sozialen Kontakten auf einmal klarzukommen. Zu diesen 150 gehören unter anderem alle, zu denen wir lockeren Kontakt haben. Also auch so lockeren wie zu der Frau, bei der wir seit acht Jahren unsere Wäsche zur Reinigung abgeben und sie jedes Mal aus Höflichkeit fragen, ob es ihr gut geht. Wirklich tragende Bindungen gäbe es dagegen viel weniger: Da wären die etwa 50 Menschen, die man regelmäßig sieht, zum Beispiel für ein gemeinsames Hobby, oder die man zu einer größeren Party einladen würde (ich ja offensichtlich nicht, wie oben beschrieben). Dann 15 richtig gute Freund:innen, mit denen man über fast alles reden würde. Und last but not least: fünf Menschen, die zu einem engsten Kern gehören und die Dunbar „support clique" nennt (Unterstützer-Clique). Das seien die allerengsten Freund:innen (und eventuell auch Familienmitglieder), denen man, ohne zu zögern, auch die intimsten Dinge anvertrauen und die man nachts um drei ohne Skrupel aus dem Schlaf klingeln würde, wenn es richtig kriselt. LinkedIn, Instagram, TikTok, Facebook – kann man vergessen. Alles über 150 Menschen sprengt das emotionale Betriebssystem! Irgendwie ist diese Erkenntnis eine Entlastung, wie ich finde. Weil es ja offenbar wirklich nicht so wichtig ist, möglichst VIELE Menschen um sich zu scharen. Wenn es die RICHTIGEN sind, reichen auch zwei oder drei. Qualität schlägt also Quantität, Verlässlichkeit und Vertrauen sind key, und die bekommt man halt nicht von jeder Bekanntschaft, die man im Vorbeilaufen mal eben so mitnimmt.

Frauen reden. Männer machen.

Diesen unausgesprochenen Vertrag „Wenn's ernst wird, bin ich sofort da", schließen Frauen scheinbar immer noch öfter ab als Männer. Was jetzt nicht bedeutet, dass Frauen grundsätzlich mehr Freundschaften hätten als Männer, sie haben nur andere. Nämlich emotionaler geprägte. Frauenfreundschaften gelten als intensiver, enger, leider aber auch als konfliktanfälliger als die von Männern. Wenn man es ganz simpel und verallgemeinernd ausdrücken will, könnte man es so beschreiben: Frauen reden. Männer machen. Frauen bringen ihre Nähe zueinander durch persönliche Gespräche und tiefes Vertrauen zum Ausdruck, Männer durch gemeinsames Holz hacken, Fußball gucken und sich dabei gegenseitig auf die Schulter hauen. Okay, das ist jetzt wirklich sehr vereinfacht und klischeebelastet dargestellt, aber im Kern tatsächlich wahr. Diverse Studien haben nämlich gezeigt: Frauen tendieren viel mehr zu freundschaftlichen, engen Zweierbeziehungen, also exklusiven Verbindungen. Die Basis ihrer Verbindung ist dabei die tiefe Vertrautheit, die gleichzeitig sehr verletzlich macht, weil sie sich gegenseitig sehr viel Intimes anvertrauen. Und Frauen greifen in Stresssituationen und Krisen auf ihr Freundschaftsnetzwerk zurück, um sich Unterstützung zu holen: Die macht dasselbe durch wie ich. Die hört mir einfach zu und verurteilt mich nicht. Bei der muss ich einmal nicht funktionieren.[92,93,94]

Das alles macht eine Freundschaft natürlich noch stärker. Leider aber auch viel komplizierter und viel zerbrechlicher, wie es die US-amerikanische Autorin Danielle Bayard Jackson in einem Interview beschreibt. Weil Frauen eben auch all diese Dinge von einer Freundschaft erwarten – sehr viel Intimität, Nähe, Ausschließlichkeit, immer Trost, maximales Verständnis –, könnten bei so starker Emotionalität und so hohen Erwartungen schon kleinste Missverständnisse oder ein Hauch von Kritik als sehr große Verletzung empfunden werden.[95] Und da kommt dann ein weiterer Knackpunkt ins Spiel: mangelnde Kommunikation. Aus lauter Angst, die Harmonie noch weiter zu stören, etwas grundlegend kaputt zu machen oder zumindest in richtig fiesen Streit zu geraten, wird der Konflikt lieber gar nicht erst ausgetragen. Die Frage: „Ist mir die Ehrlichkeit wichtiger, auch wenn sie wehtut oder die Loyalität, weil ich meine beste Freundin nicht verletzen möchte?“, wird dann sehr oft doch lieber mit Stille beantwortet. Wie das am Ende ausgehen kann, kann man sich vorstellen. Haben die meisten sicher auch schon selbst erlebt: Die Freundschaft wird quasi totgeschwiegen.

Angst vor Ehrlichkeit beziehungsweise fehlende Kommunikation ist allerdings nicht der einzige Grund, warum Freundschaften gerade in der Lebensmitte auseinandergehen.

> „Meine Freundin Sofia habe ich in einem meiner ersten Jobs kennengelernt, damals war es nur eine flüchtige Begegnung. Die mir aber offenbar so im Gedächtnis blieb, dass ich Sofia kontaktierte, als ich Jahre später eine offene Stelle in unserer Redaktion besetzen musste. Obwohl ich ihre Vorgesetzte wurde, hatten wir sofort eine sehr starke Verbindung zueinander. Wir trafen uns auch privat, nicht so oft wie ich es mir gewünscht hätte, aber wenn wir uns sahen, waren es immer ziemlich tolle Verabredungen. Sofia war Halb-Italienerin und wirklich sehr temperamentvoll und lustig. Wir konnten wahnsinnig gut miteinander reden.

Ich fühlte mich bei ihr einfach sehr gut aufgehoben. Im Laufe der Zeit fiel mir allerdings immer häufiger auf, dass diese Freundschaft eigentlich nur stattfand, wenn ich sie organisierte. Entweder ich fragte nach einem Kinobesuch, Abendessen oder Spaziergang oder wir sahen uns eben gar nicht. Dazu kam, dass jede Verabredung ein wahnsinniger Angang war: Es dauerte etwa 32 WhatsApp-Nachrichten, bis wir überhaupt einen Termin fanden. Dann verschob sie diesen zwei Mal oder sagte eine Stunde vorher ab. Sie versprach, sich zu melden, was sie dann doch nicht tat, und verschwand teilweise wochenlang in der Versenkung. Als ich sie darauf ansprach, entschuldigte sie sich und versprach, sich zu bessern, sie sei mit Verabredungen einfach nicht gut, aber das sei nichts Persönliches. Danach passierte: nichts. Beziehungsweise es ging genauso weiter wie vorher. Ich muss gestehen, dass mich das sehr verletzt hat, weil ich irgendwann verstand, dass ihr unsere Freundschaft offenbar nicht das gleiche bedeutete wie mir. Mich alle drei Monate mal auf ein Essen zu treffen, reichte ihr. Mir nicht. Jedenfalls nicht für eine richtige Freundschaft. Ich habe es dann noch ein paarmal versucht, die Verbindung aber innerlich für mich beendet. Ich bin wirklich niemand, der aufrechnet, wer wen wie oft angerufen hat, aber ein grundlegendes Gefühl von Gegenseitigkeit sollte ja schon da sein. Bis heute schickt Sofia mir jedes Jahr Glückwünsche zum Geburtstag und überschwängliche Weihnachtsgrüße, jedes Mal mit der Versicherung, dass sie mich unbedingt ganz bald treffen will, weil sie mich sehr vermisse. Ich reagiere nicht mehr darauf, so leid mir das auch tut. Mir ist meine Energie einfach zu schade dafür."

— Elli, 55, Journalistin

Die eigene Kompromissbereitschaft nimmt mit zunehmendem Alter ab. Die Frustrationsgrenze wird niedriger. Heißt: Da ist weniger Bereitschaft, sich mit Verhaltensweisen oder Charaktereigenschaften von anderen zu arrangieren, die einem gegen den Strich gehen oder einem nicht gut tun. Mit 22 war es einem vielleicht egal, ob man seinen Abend mit jemandem verbringt, der ständig um sich selbst kreist und nie richtig zuhört. Hauptsache, man trank gute Drinks und tanzte bis sechs Uhr morgens durch. Mit 48 ist einem die eigene, eh nur noch sehr spärlich vorhandene Freizeit einfach zu wertvoll, um sie an jemanden zu „verschwenden", der nicht (mehr) zu den eigenen Bedürfnissen, Vorstellungen und Werten passt. Ich habe zum Beispiel eine sehr gute Freundin an die Corona-Verschwörungstheoretiker verloren. Ich konnte nicht fassen, was diese Frau, die mir eben noch so nah war, plötzlich für einen Schwachsinn erzählte. Leider war das die Art von Schwachsinn, die ich nicht akzeptieren und auch keinesfalls in meinem Leben haben wollte. Also habe ich den Kontakt komplett abgebrochen.

Zurück zur Zeit, die ist ein gutes Stichwort. Weil sie heutzutage eventuell der Faktor ist, der die größte Rolle in Sachen Freundschaft spielt. Im Grunde hat ja niemand mehr genug Zeit. Der Job, die Kinder, der Haushalt, die Schwiegereltern, die Partnerschaft, die Gesundheit, die Müdigkeit – irgendwas ist immer, das es schwierig macht, den Kontakt zu den eigenen Herzensmenschen zu halten, den man sich eigentlich wünscht. Dates müssen Wochen im Voraus geplant werden und wehe, es wollen sich DREI Leute miteinander verabreden. Dann schaut man am besten gleich in den Kalender fürs übernächste Jahr. Spontan ist nicht mehr – oder geht heute noch jemand auf gut Glück mit einer Flasche Wein oder einem Stück Schwarzwälderkirsch bei Freund:innen vorbei? Ich würde sagen: Nein.

Die sozialen Medien und Messengerdienste tun ihr Übriges. Weil sie das Gefühl von ständigem Kontakt vermitteln. Aber eben nur das Gefühl. Man scrollt sich durch das Leben von Freund:innen, schickt Nachrichten per WhatsApp, kommentiert, verteilt Likes und kleine Herzchen – man weiß, welche neue Mascara die andere ausprobiert hat oder wo sie Urlaub macht, aber leider nicht mehr, wie es ihr wirklich geht. Vordergründig vermittelt das alles den Eindruck, über alles bestens informiert und „dabei“ zu sein – weil man sichtbar bleibt. Aber wirklich verbunden ist man nicht.

Um es an dieser Stelle deutlich zu sagen: Wegen der Tatsache, dass man in den letzten Jahren Freund:innen verloren hat, muss man sich keine (oder nicht noch mehr) graue Haare wachsen lassen. Diverse Untersuchungen haben gezeigt, dass das der normale Lauf der Dinge ist, der Freundesbestand wird einfach kleiner, je älter man wird. Dafür wird er aber auch stabiler.[96] Und trotzdem – wenn man nicht irgendwann komplett ohne persönliche VIPs sein will, gibt es nur einen Weg: MAN MUSS SICH KÜMMERN. Und zwar um zwei Dinge: Man sollte versuchen, die Verbindungen, die einem nicht mehr gut tun, loszuwerden, so hart das auch klingt. Und man muss die Beziehungen, die einem viel wert sind, pflegen. Das machen die nämlich nicht von selbst. Und: Woran wird man sich nach 30 Jahren Freundschaft am liebsten erinnern? Ganz sicher nicht an Nachrichtenverläufe und gepostete Frühstücksbilder. Sondern an die persönlichen Begegnungen.

Vielleicht bietet sich also als Erstes so eine Art „Nähe-Inventur“ an. Ein bisschen so ähnlich wie Kleiderschrank aufräumen: Was möchte man für immer behalten? Was passt einem eigentlich schon seit ein paar Jahren nicht mehr richtig, aber man hat die Hoffnung noch nicht ganz aufgegeben, irgendwann wieder reinzupassen? Und was hat man zwischenzeitlich vergessen, ist aber eigentlich viel zu schade zum Wegtun? Ja, ja, Freund:innen sind natürlich keine Sommerkleider und Wollpullover, aber das Prinzip ist dasselbe. Nur nimmt man statt des eigenen Kleiderschranks die eigene Freund:innen-Clique und „sortiert“ sie in unterschiedliche Kreise:

Die Nähe-Inventur

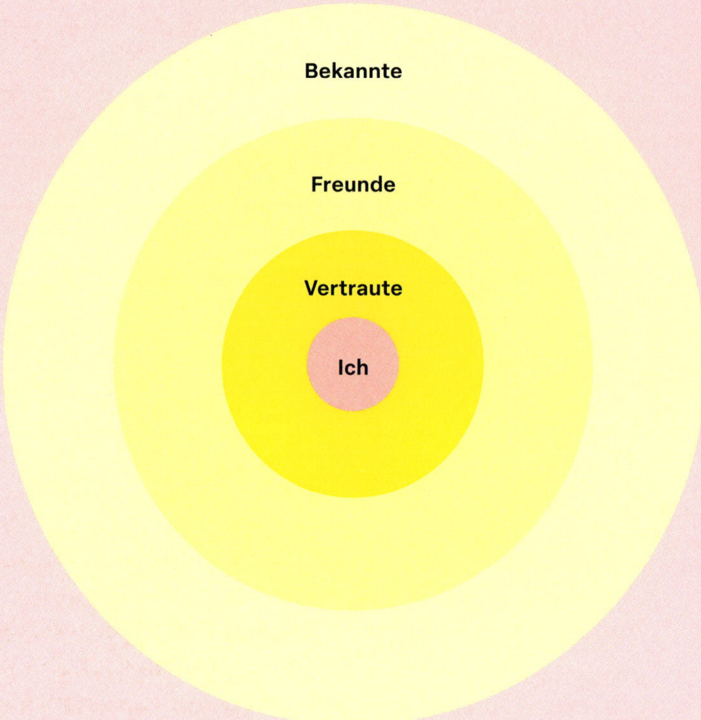

In der Mitte steht man selbst. Im zweiten Kreis, direkt um einen selbst herum, platziert man die Vertrauten, also die, die alles wissen dürfen. Und die bleiben, wenn es hässlich wird. Kreis drei besetzt man mit den Freund:innen: also mit Menschen, mit denen man sich regelmäßig trifft, lacht, isst, vielleicht verreist. Die viele Facetten des eigenen Lebens kennen, aber eben nicht alle. Sie sind wichtig, aber nicht so vertraut wie die Menschen im ersten Kreis. Der letzte Kreis ist für die Bekannten: Kolleg:innen, Nachbar:innen, Sportpartner:innen – Menschen, die man mag und denen man gern begegnet, die aber keine große Rolle spielen, wenn es ernst wird. Hat man die Kreise gefüllt, heißt es ehrlich sein: Wer steht da nur noch, weil er schon immer da stand? Wer gehört mittlerweile einen Ring weiter nach außen? Oder nach innen? Bei wem sind Geben und Nehmen wirklich ausgeglichen? Und wer fehlt vielleicht sogar ganz, weil man sich gar nicht bewusst war, WIE wichtig diese Person ist? Es geht hier natürlich keinesfalls darum, Menschen wie Karteileichen zu streichen. Oder eben wie alte Jeans auszumustern. Es geht darum, sich klar zu werden: Wo ist echte Nähe – und wo nicht? Und nachzufühlen: Wo möchte ich mich unbedingt weiter engagieren?

Und zumindest da, wo man sich besonders nah fühlt, ist dann wirklich Beziehungspflege angesagt. Für diese Menschen MUSS man sich Zeit nehmen und in die Freundschaft investieren. Das ist sozusagen die unverhandelbare Pflicht gegenüber einer der wichtigsten Ressourcen im Leben. Zur Not mit minutiöser Planung wie beim Jour fixe im Job: Mit den Champagner-Freundinnen von meinem 50. Geburtstag habe ich mittlerweile einen festen Stammtisch jeden zweiten Donnerstag im Monat – so sichern wir einfach, dass wir weiterhin Zeit miteinander verbringen, obwohl wir mittlerweile in völlig unterschiedlichen Jobs arbeiten. Mit meiner besten Freundin Betty verabrede ich mich mit Terminkalender zu Teams-Telefonaten, wenn wir uns gerade nicht persönlich sehen können. Ja, ist total unromantisch, ich weiß, ich hätte es auch lieber, wenn wir unaufgefordert beieinander vorbeischneien könnten. Weil das aber sehr unrealistisch ist, sorgen diese ritualisierten Regelmäßigkeiten dafür, dass wir verbunden bleiben – trotz der tausend Dinge, die uns alltäglich umtreiben.

Wer kriegt die Fernbedienung?

Freundschaften kann man also doch relativ einfach sortieren, nachjustieren oder auch beenden. Letzteres tut dann sicher weh, bringt aber in den meisten Fällen nur überschaubare Kollateralschäden mit sich. Bei Partnerschaften sieht das ganz anders aus. An denen hängt ja nie nur ein gemeinsames Hobby, sondern gerne mal ein Haus, zwei Kinder, Sparverträge, Hypotheken, ein Auto, ein Lastenrad, Schwiegereltern und ein gemeinsamer Netflix-Account. So in der Art. Und das macht im Zweifel alles etwas vertrackter.

Um mal eins gleich vorwegzunehmen: Liebesbeziehungen sind NIE einfach. Sind sie mit 16 nicht, wenn einen zum ersten Mal die Emotionen überrollen, sind sie mit 30 nicht, wenn man das erste Kind bekommen hat, und sind sie auch im mittleren Alter nicht, wenn man gerade das 25. Beziehungsjubiläum feiert. Bei einer Befragung der Onlinedating-Agentur „Elite Partner" gab etwa ein Viertel der Teilnehmenden an, immer mal wieder unsicher zu sein, ob sie auch wirklich die Richtige oder den Richtigen an ihrer Seite hätten.[97] So unüberraschend wie logisch, möchte ich sagen. Oder wie der Paarforscher Gary Lewandowski betont, es sei normal und sogar gesund, die eigene Partnerschaft zu hinterfragen: „Hundertprozentige Sicherheit in einer Beziehung ist hundertprozentig unmöglich." Zweifel seien weder Verrat an der Beziehung noch ein schwerwiegender Fehler, sondern eine Gelegenheit, diese Beziehung zu stärken.[98]

Da draußen sind also sicherlich jede Menge Partnerschaften, die auch nach mehr als 15 oder 20 Jahren noch so aussehen:

> „Als das letzte unserer drei Kinder ausgezogen ist, waren mein Mann und ich schon ein bisschen froh. Wir lieben unsere Kinder sehr, aber jetzt war auch mal gut mit Kümmern. Wir haben jedes Kinderzimmer sofort gestrichen und umfunktioniert, ich bin auch einfach kein Typ, der ständig an die Vergangenheit denkt und sich daran erinnert, wie schön früher alles war. Wir waren eine tolle Familie zu fünft und das sind wir natürlich auch immer noch, aber jetzt kommt eben etwas Neues. Mein Mann und ich verbringen immer noch sehr viel Zeit miteinander; wir verreisen zusammen, gehen viel aus und haben einen sehr großen und stabilen Freundeskreis, mit dem wir uns regelmäßig treffen. Wir sind auch nach über 33 Jahren Ehe einfach immer noch sehr, sehr gern zusammen."
>
> **—Charlotte, 56, Steuerberaterin**

Da draußen sind aber auch viele Beziehungen, die sich nach vielen Jahren nicht mehr wie Hollywood, sondern eher wie ZDF-Vorabendserie anfühlen. Da sitzen dann zwei Menschen auf der Couch, die sich mal leidenschaftlich gesucht und gefunden haben und jetzt darüber streiten, wer die Fernbedienung in seiner Gewalt hat. Irgendwie ist da schon noch Nähe, aber irgendwie lebt man auch eher nebeneinander als miteinander.

Jetzt sind ja Routine und Gewöhnung nicht grundsätzlich etwas Schlechtes. Wenn man genau weiß, bei welcher Minute des Tatorts der andere einschläft, welche Schwiegermutter-Sätze ihn oder sie in drei Sekunden auf die Palme bringen und beide die Ferienwohnung auf Mallorca auch nach 13 Sommerurlauben immer noch genauso lieben wie am Anfang, gibt das Sicherheit, Geborgenheit und Stabilität. Auf der einen Seite. Auf der anderen Seite können aber genau dieselben Routinen dazu führen, dass man gar nicht mehr hochkommt aus dem bequemen Geborgenheitssessel und so leider die Anziehung und das Begehren flöten gehen.

Die belgische Paartherapeutin Esther Perel beschreibt genau dieses Dilemma als Kernproblem aller langen Beziehungen: Man will Sicherheit und Abenteuer. Verlässlichkeit und Überraschung. Geborgenheit und Leidenschaft. Dass dieses Kunststück dann auch gelingt, sei aber schwierig: Wer nur auf Sicherheit setzt, riskiere Langeweile. Wer nur auf Abenteuer setzt, Unbeständigkeit.[99]

Wenn man den Balanceakt nicht hinbekommt – und das ist dann wirklich der Worst Case – passiert unter Umständen das, was der Psychologe John Gottman in Langzeitstudien über Partnerschaften entdeckt hat: Es sind nicht die großen Dramen, die eine Beziehung kaputt machen, wie man meinen könnte. Es sind die kleinen Muster in Verhalten und Kommunikation, die sich über die Hintertür einschleichen und langsam, aber sicher ihr Scheitern verantworten. Gottman nennt sie die „vier apokalyptischen Reiter“ einer Paarbeziehung.[100] Etwas martialisch ausgedrückt, wie ich finde, inhaltlich aber (leider) sehr nachvollziehbar:

1. Kritik

Hiermit ist nicht gemeint, dass man sich mal beschwert, wenn der andere eigentlich versprochen hatte, den Wein für die Abendeinladung zu besorgen und dann doch nicht dran gedacht hat. Mit Kritik sind die Immer- und Nie-Sätze gemeint, die Paare sich im Streit um die Ohren hauen: „Immer, wenn ich dich um etwas bitte, vergisst du es. Auf dich kann man sich nicht verlassen." „Nie denkst du daran, was mir wichtig ist, du bist total egoistisch." Damit kritisiert man nicht ein Verhalten, sondern gleich den ganzen Charakter.

2. Verachtung

Kennt man: Sie erzählt was, ihre Frau verdreht entnervt die Augen. Er sagt, sein Tag sei so anstrengend gewesen, sie antwortet: „Heul doch. Meiner war auch nicht besser." Spott, Sarkasmus, Beschimpfungen, sich gegenseitig lächerlich machen – wenn einer dem anderen permanent zeigt, dass er sich für den Überlegeneren hält, ist da nicht mehr viel mit Verbindung.

3. Abwehr

Wenn man kritisiert wird, übernimmt man nicht die Verantwortung fürs eigene Handeln und gesteht den Fehler ein, sondern schiebt dem anderen postwendend die Schuld in die Schuhe zurück und geht damit in eine Abwehrhaltung. „Wir hatten doch besprochen, dass du den Wein besorgst." Antwort: „Du wusstest doch ganz genau, wie viel ich zu tun habe. Das hättest du ja wohl mal machen können."

4. Mauern

Wegdrehen, einfach aufstehen und aus dem Raum gehen, mitten im Gespräch aufs Handy gucken oder den Fernseher anschalten – komplett dichtmachen und sich so der Kommunikation entziehen führt auf Dauer dazu, dass man gar nicht mehr miteinander spricht. Denn: Wer redet schon gern mit einer Wand?

Ich vermute (und hoffe) mal, dass bei den meisten nicht alle vier Reiter gleichzeitig durch die Beziehung galoppieren, in Teilen kennt aber wahrscheinlich jede eine dieser Verhaltensweisen. Da wird einfach nicht mehr geredet. Also schon über Autoinspektion, Tante Marlies' runden Geburtstag und „wer holt die Winterjacken aus dem Keller?". Aber nicht mehr genug über das Innere.

Oder über Sex.

Sex. Alarm! Wahrscheinlich DAS schwierigste, bedeutsamste, nervenaufreibendste, stressigste, schönste Thema in der gesamten Menschheitsgeschichte. Sex ist ständig präsent. In den Medien, in der Gesellschaft, in unseren Köpfen sowieso: Wer hat noch wie viel Lust? Wie viel Sex ist ausreichend? Wer macht im Bett wirklich das, was ihm oder ihr Spaß macht? Haben die anderen mehr Sex? Will ich mehr Sex? Will ich anderen Sex? Will ich nie mehr Sex? Und wenn doch, mit wem? Sprechen tut trotzdem kaum jemand darüber.

Erst mal ist und bleibt das ja völlig erstaunlich: Da leben zwei Menschen über Jahre in innigster Innigkeit zusammen. Essen vom selben Löffel, wissen, wie es sich anhört, wenn der andere Magen-Darm hat, bringen unter Blut, Schweiß und Tränen gemeinsam Kinder auf die Welt, weinen voreinander, wenn die eigene Mutter stirbt, und sitzen wochenendenlang ungeduscht in Jogging-Plünne nebeneinander auf der Couch. Aber sie reden nicht über ihren Sex. Kaum, wenn sie noch welchen haben, und erst recht nicht, wenn sie keinen mehr haben. Zu groß scheint die Befürchtung, den anderen zu verletzen, wenn man sagt, dass einem der gemeinsame Sex nicht mehr gefällt oder man schlichtweg keine Lust mehr hat. Zu groß die Scham als „komisch" rüberzukommen, wenn man seine Fantasien und Wünsche offenbart. Zu groß die Angst, vom anderen abgewiesen zu werden. Da ist es sicherer, so weiterzumachen wie immer. Oder den Sex unauffällig auslaufen zu lassen.

Gründe für Sexlosigkeit gibt es jede Menge: Stress, Gewöhnung, ungelöste Streitigkeiten, fehlender Respekt, sexuelle Funktionsstörungen, chronische Krankheiten, Nebenwirkungen von Medikamenten, unterschiedliches sexuelles Verlangen, Schlafmangel. Und die hormonellen Veränderungen in den Wechseljahren.

Der Östrogenmangel kurz vor und nach der Menopause führt zu Scheidentrockenheit und vulvovaginaler Atrophie (Gewebeschwund der Vulva und Vagina). Die Schleimhaut wird trockener, die Durchblutung wird schwächer, was wiederum die Erregbarkeit verringern und starke Schmerzen beim Sex auslösen kann. Kein Wunder, dass einem da die Lust schon mal verloren geht. Auch ein Testosteronmangel kann Ursache sein: Entgegen der immer noch weit verbreiteten Annahme, das sei ein „Männerhormon", spielt Testosteron auch im Frauenkörper eine wichtige Rolle, unter anderem eben bei der Libido. Der Spiegel sinkt mit zunehmendem Alter bei Männern und Frauen, ganz unabhängig von den Wechseljahren. Dazu kommt dann vielleicht das veränderte Körpergefühl: Gewichtszunahme, Gelenkschmerzen, Hitzewallungen oder Inkontinenz sind ja nicht nur Symptome, die schmerzen oder für Einschränkungen im Alltag sorgen, sie können auch das eigene Attraktivitätsempfinden maßgeblich beeinflussen. Wer sich selbst gerade „ungenügend" fühlt, tut sich natürlich schwer, Intimität und Körperlichkeit zuzulassen.

Das Problem ist (vielleicht ist es aber auch die Lösung): Man wird wahrscheinlich nicht DEN EINEN Grund dafür finden, dass der Sex fehlt oder zumindest nicht mehr so schön ist, wie er es mal war. Aber eigentlich ist es auch fast ein bisschen egal, ob es daran liegt, dass man mit dem eigenen Körper hadert oder man sich einfach so sehr an den anderen gewöhnt hat, dass man ihn nicht mehr begehrt. Solange man nicht miteinander spricht, bleibt alles wie es ist: unbefriedigend.

> „Mein Mann und ich haben schon seit etwas Längerem keinen Sex mehr – weil ich keine Lust mehr habe. Ich vermute, die Krebserkrankung, die vor sechs Jahren bei mir diagnostiziert und mit OP, Chemo und Bestrahlung behandelt werden musste, ist die Ursache. Oder zumindest eine davon. Ich kam damals quasi von einem Tag auf den anderen mit 42 in die Wechseljahre, dazu die vielen Medikamente, außerdem war die ganze Erkrankung für mich wirklich sehr traumatisch. Meinem Mann

ist Sex sehr wichtig, ich wollte plötzlich keinen mehr – das war ein riesiges Problem, das die ganze Zeit zwischen uns stand. Natürlich habe ich großes Verständnis für die Bedürfnisse meines Mannes, aber ich konnte und kann mich ja auch nicht zum Sex zwingen. Ich habe ihn immer weniger berührt, weil ich ständig Angst davor hatte, er würde das als Signal deuten, dass ich jetzt doch mit ihm ins Bett will. Gleichzeitig habe ich immer das Gefühl gehabt, ich wäre ihm das auch irgendwie schuldig. Das hat mich alles wahnsinnig gestresst. Ihn ganz sicher auch. Irgendwann bin ich dann richtig sauer geworden, weil er nicht mit mir darüber gesprochen hat. Das muss man aber, man kann dieses Thema nicht aussitzen oder wegschweigen. Das macht einen sonst kaputt. Als wir das dann doch getan haben, war das wirklich eine Befreiung. In dem Moment, in dem wir darüber sprechen, gibt es natürlich erst mal keine Lösung, aber gegenseitiges Verständnis. Ihm fehlt der Sex, ich kann ihm den gerade nicht geben und ich weiß nicht, ob ich das jemals wieder kann. Aber wir haben gemeinsam herausgefunden, wie wir uns trotzdem nah sein können, nur eben ohne diesen Druck. Wenn meinem Mann das irgendwann nicht mehr reicht, müssen wir uns eben noch mal etwas Neues einfallen lassen. Man kann von seinem Partner einfach nicht verlangen, dass er automatisch versteht, was in unserem Körper passiert und was sich da verändert. Niemand kann hellsehen. Es kann so viel wehtun und schiefgehen bei der Sexualität, wenn wir nicht darüber reden, ist das katastrophal."

— Jule, 49, Fotografin

Besonders gut gefällt mir die Sichtweise des Schweizer Paartherapeuten Klaus Heer auf das Thema Sex. In einem Buch-Interview[101] erklärte er, Sexualität sei schlicht zur Fortpflanzung da, ansonsten aber erst mal überflüssig. Sie sei ein Geschenk der Natur und ein Luxus, aber keine tragende Säule einer

Beziehung. Auch Paare, die keinen Sex mehr haben, könnten wirklich glücklich miteinander sein. Aber: „... die meisten Menschen halten Sex ja für einen unentbehrlichen Teil ihrer Beziehung: Er gehört unbedingt dazu. Doch wenn dem so ist, dann müssten sie ihn auch konsequent pflegen, indem sie über ihre Sexualität reden. Sonst knickt diese Säule ein."

Auch eine Übersichtsstudie der Sexualwissenschaftlerinnen Kristen P. Mark und Julie A. Lasslo zeigt, dass sexuelle Lust in langen Beziehungen keineswegs ein Zufallsprodukt ist, sondern von unterschiedlichen Faktoren beeinflusst wird: Selbstwertgefühl, Körperwahrnehmung und Gesundheit, Rollenbildern, Tabus und Alltagsstress, emotionaler Nähe und eben Kommunikation. Die ja doch verbreitete Vorstellung, sexuelles Begehren würde sich mit der Zeit zwangsläufig in Luft auflösen, ist falsch. Auch Lust kann und muss gepflegt, erneuert und verhandelt werden.[102]

Dass man über den gemeinsamen Sex redet, setzt natürlich voraus, dass man überhaupt weiß, worüber man da redet. Bevor man also mit dem Partner oder der Partnerin spricht, spricht man am besten mit sich selbst und fragt mal nach: Was will ICH eigentlich? Was brauche ICH, damit Sex so ist, wie ich ihn mir wünsche? Für viele hat Sex jahrelang vielleicht einfach „dazugehört" – als Pflicht (es ist nicht auszuschließen, dass im weiblichen Unterbewusstsein noch ganz schön oft die Meinung vorherrscht, das Sex genau das sei, eine Pflicht), als Routine und manchmal auch, um einfach nur seine Ruhe zu haben.

Dafür spricht auch die sogenannte „Orgasmuslücke": Bei heterosexuellem Sex erleben etwa 95 Prozent der Männer regelmäßig einen Orgasmus, bei den Frauen sind es nur etwa 65 Prozent. Haben die Frauen dagegen Sex mit einer anderen Frau, kommen 86 Prozent zum Höhepunkt.[103] Sieht so aus, als gäbe es in Heteroverbindungen in Sachen „Wahrnehmung und Wertschätzung der weiblichen Lust" noch jede Menge Luft nach oben.

Diese Wahrnehmung und Wertschätzung muss man eben auch seiner eigenen Lust entgegenbringen. Bedürfnisse und Wünsche verändern sich, der Körper gibt einem neue Signale, mit denen man umgehen muss. Für die eine bedeutet das, dass sie Lust auf etwas Neues bekommt. Für die andere, dass Intimität mittlerweile wichtiger ist als der reine Sex-Akt, für die dritte, dass Sexualität – zumindest vorübergehend – überhaupt keine Bedeutung mehr hat. Alles das ist gut, aber nichts davon wird gut, wenn man es nicht ausspricht. Man ist es dem Partner oder der Partnerin auf keinen Fall schuldig, Sex zu haben, wenn man keinen Sex haben möchte. Aber, wenn man seinen Lebensmenschen wertschätzt, dann ist man es ihm oder ihr auf jeden Fall schuldig, mitzuteilen, was einen in Sachen Sexualität bewegt.

Apropos Wertschätzung. Sie ist ein zentrales Element der Paartherapieform „Emotionally Focused Therapy" (EFT). Laut Sue Johnson, ihrer Begründerin, sind gegenseitige Wertschätzung und positive Bestätigung eine Voraussetzung für eine sichere Paarbindung.[104] Und auch für die Chance, Nähe zuzulassen und Verlangen nacheinander zurückzugewinnen.[105] Und genau diese Wertschätzung, die einem im Alltag eventuell verloren gegangen ist, kann man sich aktiv zurückholen.

Applaus, Applaus

Man braucht: einen Zettel, einen Stift und einen Partner/eine Partnerin

Vorbereitung: Jede*r schreibt fünf Dinge auf, die er oder sie am anderen schätzt. Keine allgemeinen Aussagen wie „Deine Augen sind schön", sondern ganz konkrete Dinge wie: „Ich liebe es, wie du mich gestern zum Lachen gebracht hast, als ich so gestresst war." Oder: „Ich schätze, dass du meine Präsentation durchgelesen hast, obwohl du müde warst."

Austausch: Beide lesen sich die Punkte vor. Der jeweils andere hört zu, kommentiert nicht, relativiert nicht oder macht ein blödes Witzchen. Es geht ums Annehmen. Am Ende darf man sich bedanken.

→

Vertiefung: Jetzt darf die Antwort vom anderen kommen:
„Wenn du das über mich sagst, fühle ich ..."
„Es bedeutet mir viel, weil ..."

Das Ganze beliebig oft und je nach Bedarf wiederholen. So rücken auch mal wieder die Dinge in den Vordergrund, die man am anderen liebt oder mag. Und: Wenn man hört, dass man gesehen wird, fühlt man sich auch wieder verbundener miteinander. Die Übung eignet sich übrigens auch für Freund:innen.

(Wertschätzungsübung für zwei, frei nach Sue Johnsons ETF)

Ich und ich

Das war jetzt viel Beziehungszeugs. Der einem zuweilen auch ganz schön über den Kopf wachsen kann. Und aus dem man ab und zu auch einfach mal rausmuss. Ich jedenfalls. Für mich ist Alleinsein ein Grundbedürfnis.

Ich weiß nicht genau, ob das immer noch die Nachwirkungen von zwei Jahren Angststörung sind, in denen ich 24 Stunden am Tag mit anderen Menschen zusammen sein MUSSTE, oder ob ich schon immer eher so eine Art Solo-Flyer war – ich bin einfach wahnsinnig gern mit mir selbst allein. Nicht, weil ich mich so großartig finden würde, und auch nicht, weil ich keine netten Menschen um mich herum hätte (ganz im Gegenteil), bei mir läuft der soziale Kanal einfach sehr schnell voll. Man könnte es wohl auch einfach so ausdrücken: Ich bin ein zutiefst introvertierter Mensch.

Ich bin sehr gern mit meinen Freund:innen zusammen, ich kann vor fremden Menschen reden, ich habe keine Angst davor, neue Leute kennenzulernen und ich bin auch nicht schüchtern. Aber soziale Interaktionen, vor allem, wenn sie in größeren Gruppen stattfinden, kosten mich wirklich Energie. In meinem Freundeskreis bin ich bekannt dafür, dass ich so ziemlich jedes Event als Erste verlasse, meistens heimlich, damit ich gar nicht erst in die Situation gerate, doch noch irgendwo hängen zu bleiben oder erklären zu müssen, warum ich schon um 22 Uhr nach Hause gehe, wo für die anderen der Abend doch gerade erst anfängt. Mehr als drei Verabredungen in der Woche brauch ich nicht unbedingt und die sollten nach Möglichkeit nicht an drei aufeinanderfolgenden Abenden stattfinden (klingt nach 'ner ganz schön großen Macke, wie ich gerade feststelle) und ich bin mir verhältnismäßig sicher, dass ich mir in diesem Leben nicht mehr mit einem Mann eine Wohnung teilen werde. Wenn ich nicht zwischendurch immer wieder allein sein kann, werde ich unausstehlich. Allein zu sein und meine Ruhe zu haben ist für mich die Gelegenheit, meine Energien wieder aufzuladen und in meinem Inneren rumzukramen. Ich langweile mich kein bisschen mit mir selbst und ich bin auch nicht einsam. Alleinsein ist was anderes als Einsamkeit.

Alleinsein ist der (oft selbst gewählte) Zustand, für sich zu sein. Einsamkeit ist das negative Gefühl, darunter zu leiden, weil man von sozialen Kontakten abgeschnitten und ohne Unterstützung ist. Da erklärt sich dann auch, warum Einsamkeit krank machen und ein Risikofaktor für Blutdruck, Immunfunktion, Schlaf, Herz-Kreislauf-Gesundheit, Mortalität und Depressionen sein kann.[106] Alleinsein dagegen kann eine wertvolle Ressource sein, um Kraft zu sammeln, Grenzen zu ziehen und sich selbst zu reflektieren. Ich persönlich würde es also als Selbstfürsorge bezeichnen.

Zuerst mal kann man das natürlich ganz praktisch betrachten: Alleinsein bedeutet, dass man sich die Haare nicht waschen muss, vorm Fernseher essen kann, die Küche nicht aufräumen muss, laut vor sich hinsingen, drei Stunden in der Wanne liegen und so viel schlechte Laune haben kann, wie man will. Man kann völlig in seinem ganz eigenen Rhythmus sein, frei von jeglichen Erwartungen, Rollen und Bewertungen durch andere. Klingt schon mal gut. Und schlechte Laune ist ein gutes Stichwort, denn auch dafür ist Alleinsein gut: Es kocht sehr starke Gefühle runter.

Die Psychologin Thuy-vy Nguyen, Professorin an der Universität Durham, fand heraus, dass es bereits reicht, 15 Minuten mit sich allein zu sein, um Wut, Angst oder starke Nervosität abflachen zu lassen.[107] Alleinsein fördert die Kreativität – der Maler Pablo Picasso soll gesagt haben: „Without great solitude, no serious work is possible", die Schriftstellerin Hannah Arendt schreibt in ihrem Buch „Vita activa" (1958) sinngemäß, dass Alleinsein die Bedingung des Denkens sei, da das Ich in der Einsamkeit die Gesellschaft mit sich selbst erfahre. Diverse Studien belegen, dass Alleinsein zu Selbsterkenntnis und Autonomie führt und einen großen positiven Effekt auf das Wohlbefinden besonders in der zweiten Lebenshälfte haben kann.[108, 109] Und last but not least kann zu wenig Zeit für sich sogar dazu führen, dem Partner oder der Partnerin gegenüber Wut oder Aggressionsgefühle zu entwickeln.[110] Sich hin und wieder zurückzuziehen und Zeit für sich selbst zu haben, ja, sie sogar einzufordern, scheint also tatsächlich auch so etwas wie Beziehungspflege zu sein.

Es ist mir klar, dass nicht jede so gern allein ist wie ich. Muss auch niemand sein. Wer sich am liebsten 24/7 mit 30 Menschen umgibt und die Vorstellung, länger als zehn Minuten für sich zu sein, eher gruselig als befreiend findet – go for it! Auch ich hab schon seltene Momente gehabt, in denen es mir gut gefallen hätte, dass eine Großfamilie im Mehrgenerationenhaus auf mich wartet, wenn ich nach Hause komme und die Tür aufschließe. Das Bedürfnis nach Zusammen- und Alleinsein ist eben total individuell, niemand kann sagen: So viel ist zu viel und so viel ist genug. Und es ist ganz sicher auch tagesform- und situationsabhängig.

Aber vor allem, wenn man sich sehr lange Zeit sehr intensiv um Kinder, die eigene Familie und/oder andere Angehörige gekümmert hat oder es immer noch tut, ist es nicht ganz unwahrscheinlich, dass man das Alleinsein über die Jahre einfach „verlernt" hat. Eben weil Alleinsein in dieser Zeit schlicht und ergreifend nicht angesagt, weil unmöglich und unerwünscht war. Sich diesen Raum zurückzuholen kostet höchstwahrscheinlich Überwindung. Und Übung. Den Menschen um sich herum zu sagen, dass man ab jetzt nicht mehr dauerverfügbar ist, und sich dann den eigenen Gedanken zu stellen – nicht so einfach. Aber ich als Master Chief of Alleinsein kann nur sagen: Es lohnt sich, nur für sich selbst da zu sein. Denn bei einer Sache bin ich ganz sicher: Wenn man sein eigener Stabilitätsanker ist, weil man gut mit sich allein sein kann, führt man seine Beziehungen nicht, weil man muss, sondern weil man will. Aus reiner Liebe zum anderen sozusagen, ohne irgendeine Bedürftigkeit oder Abhängigkeit. Und das kann ja nur gut sein.

Denn wie gesagt: Menschen brauchen andere Menschen. Keinen ganzen Bus voll, die meisten möchten in der Mitte des Lebens sowieso nicht mehr unbedingt auf jeder Party tanzen – die Zeiten der großen FOMO sind (glücklicherweise) einfach Schnee von gestern. Aber man braucht diese paar Leute, die einen selbstverständlich auffangen, wenn man die Augen zumacht und sich nach hinten fallen lässt.

Als meine Mutter im Krankenhaus lag und wir nicht wussten, ob und wie sie wieder gesund werden würde, kam ich für ein paar Tage aus meiner Heimatstadt nach Hamburg zurück. Luft holen sozusagen. Meine Freundinnen hatten mir mit Gaffa-Tape ein großes neonrotes Herz an meine Wohnungstür geklebt (das ich bis heute nicht abgemacht habe), mir Schokolade und Blumen auf die Fußmatte gelegt und mir auf kleine Kärtchen geschrieben, wie sehr sie an mich denken. Ich kann bis heute nicht beschreiben, WIE SEHR mich das berührt und wie viel Kraft mir das gegeben hat.

Und ja, Beziehungen sind nicht immer neonrotes Gaffa-Tape an Wohnungstüren, sondern oft anstrengend und schwierig und eingefahren und manchmal fast nicht mehr zu retten. Und trotzdem ist es doch erstaunlich simpel: Egal, ob es um Freundschaften geht, um die Partnerschaft oder um die Beziehung zu sich selbst – es läuft am Ende alles auf zwei Dinge hinaus: Kommunikation und Mut.

Mut, dem eigenen Inneren zuzuhören. Mut, das auszusprechen, was wie der berühmte Elefant im Raum steht. Und Mut, dem anderen zuzuhören, damit beide auch vom selben Elefanten reden. Ob das dann immer zu einer Lösung führt? Höchstwahrscheinlich nicht. Aber mit Sicherheit kommt man derselbigen ein ganzes Stück näher. Und dem Gegenüber vielleicht auch wieder.

Kapitel 6
Lösungs-
orientierung

Ich bin nicht das Problem – ich hab nur eins.

Es ist schon mehr als 20 Jahre her, da habe ich in Kärnten einen sehr hohen Berg bestiegen. Und zwar den Keeskopf, der für Kärntner Verhältnisse im guten Durchschnitt liegt, die Zugspitze, bekanntermaßen Deutschlands höchster Berg, allerdings um 100 Höhenmeter überragt. Knappe 3.100 Meter also, die ich und zwei Freundinnen damals nach oben mussten – ich sag's mal so: Das war 'ne Aufgabe. Zu dieser Gipfelbesteigung kam es eher aus Versehen: Von der „Brigitte"-Redaktion hatte ich den Auftrag, mit meinen beiden Freundinnen auf etwa 1.800 Meter zu steigen und so eine Art Horizontalwanderung zu machen – einmal hoch, dann etwa vier Stunden immer schön geradeaus, Kaiserschmarrn essen, Aussicht bewundern und dann irgendwann wieder runter. Das Ziel: Testen, wie es so ist, wenn drei Frauen ohne allzu große Wandererfahrung zusammen genau das tun: wandern. Unser Bergführer, ein eher zierlicher, aber sehr drahtiger Mann, befand allerdings – nachdem er uns von oben bis unten gemustert hatte – die geplante Tour sei viel zu langweilig, weil nicht sehr herausfordernd. „Wir gehen ganz nach oben, bis zum Kreuz." Ich beschreibe jetzt mal nicht den gesamten Ausflug, obwohl der wirklich schöne Highlights hatte: wie wir uns abends in der Hütte, in der wir übernachteten, wegen Höhenkrankheit kollektiv übergaben (der Bergführer selbstverständlich nicht), wie wir uns kurz vorm Gipfel vor lauter Erschöpfung erst anschrien und dann kein Wort mehr miteinander redeten (der Bergführer selbstverständlich nicht) und wie wir in Tränen ausbrachen, als wir endlich oben waren, vor lauter Überwältigt-Sein ob der unglaublichen Schönheit der Berge und dem Bewusstsein, da gleich auch wieder runterzumüssen (der Bergführer ... äh, ja). Ich erzähle diese Geschichte nicht, weil mich mein Verlag angehalten hat, doch bitte jedes Kapitel mit einem kleinen hübschen Anekdötchen aus meinem Leben zu beginnen, sondern weil ich bei all den Strapazen dieser Wanderung am Ende tatsächlich etwas gelernt habe, das ich bis heute nicht vergessen habe.

Erstens: Es ist wichtig, langsam, aber immer weiterzugehen. Das sei nämlich, so der Bergführer, der klassische Fehler: Die Menschen würden viel zu schnell losrennen, um zügig auf den Berg zu kommen, müssten dann aber aus Atemlosigkeit alle 120 Meter stehen bleiben, um Pause zu machen. Nach jeder dieser Pausen fange der Körper wieder ganz von vorn an und hätte keine Chance, sich an die Belastung zu gewöhnen.

Zweitens: Es dauert so lange, wie es dauert. Das war die Bergführer-Antwort auf unsere ständige Nachfrage, wie lange wir denn wohl noch bis zum Gipfel bräuchten.

Ich vermute (und hoffe), man hat es in den ersten fünf Kapiteln dieses Buches schon gemerkt: Ich neige nicht zu Esoterik, mantraartigen Sinnsprüchen oder Affirmationen auf kleinen Kärtchen, aber in dieser Bergbesteigung kann ich tatsächlich eine Art Allegorie auf das Leben sehen. Oder zumindest auf die Phasen im Leben, in denen man für bestimmte Dinge dringend Lösungen braucht und darum (mehr oder weniger) schwerwiegende Entscheidungen treffen muss.

Übertragen würde meine Kärnten-Erkenntnis in etwa das bedeuten: Wenn man aus krisenhaften Situationen entkommen und weitergehen will, hilft es kein bisschen, sich immer wieder aus der Affäre zu ziehen und diese zu ignorieren – das macht die Angelegenheit nicht kleiner oder gar unsichtbar. Man muss sich stellen und dranbleiben, das Thema holt einen eh immer wieder ein. Und dann ist es jedes Mal von vorn unangenehm bis schmerzhaft. Und (und das muss man eigentlich gar nicht umformulieren): Es dauert so lange, wie es dauert. Manche Dinge lösen sich in 2 Minuten 30 mit einem „Puff" in Luft auf, manch andere brauchen viele Gedanken, viele Fürs und Widers, viele Zweifel und viel Zeit.

> „Etwa ein Jahr nach dem Tod meines Vaters begann meine Mutter sich zu verändern. Sie verteilte überall in der Wohnung kleine Zettel mit Terminen, suchte ständig ihre Schlüssel in der Handtasche, war so unruhig, dass sie nicht mal mehr eine Tasse Kaffee austrinken konnte, ohne aufzustehen, und stellte mehrfach hintereinander dieselbe Frage. Meinem Bruder und mir fiel das natürlich auf, aber wir brachten das mit

ihrer emotionalen Belastung in Verbindung – immerhin hatte sie nach über 50 Jahren Ehe ihren Mann verloren, das kann einen ja schon mal aus dem Tritt bringen. An einem Samstag, als ich bei ihr war, klingelte der DHL-Bote. Meine Mutter öffnete ihm die Tür, zeigte auf mich und sagte zu ihm: ‚Das ist übrigens meine Tochter.' Dann sah sie mich an und fragte: ‚Bist du doch, oder?' In diesem Moment wurde mir klar, das ist keine vorübergehende Verwirrung oder emotionaler Stress, das ist eine beginnende Demenz. In den nächsten zwei Jahren baute sie immer weiter ab. Sie vergaß Termine und Lebensmittel im Kühlschrank, bis sie schimmelten, wenn ich sie übers Wochenende besuchte, fragte sie mich kurz danach am Telefon, wann ich endlich mal wieder zu ihr kommen würde. Irgendwann bekam ich einen Anruf von Nachbarn, meine Mutter würde durch die Straßen laufen und nach meinem Vater suchen. Ich wusste, dass sie nicht mehr lange weiter allein leben können würde, aber die Entscheidung, einen Platz im Pflegeheim für sie zu suchen, fiel mir so unglaublich schwer. Wäre das wirklich richtig? Hatte ich das Recht, meiner Mutter ihr Zuhause wegzunehmen? Könnte sie nicht vielleicht doch noch ein, zwei Jahre mit Unterstützung in ihrem Haus bleiben? Wie würde sie eine neue Umgebung verkraften? Wäre ein Pflegeheim bei ihr in Köln besser oder sollte ich sie zu mir nach Regensburg holen, damit ich sie besser unterstützen könnte? Tausend Fragen, die mir monatelang im Kopf rumgingen. Wir haben mittlerweile einen Platz für sie gefunden, jetzt lebt sie seit ein paar Wochen in einem wirklich guten Kölner Pflegeheim. Sie hat ein schönes Zimmer und das Personal ist sehr nett und kümmert sich so toll, wie mein Bruder und ich das nicht gekonnt hätten. Und trotzdem: Für mich war das eine der schwersten Entscheidungen, die ich je treffen musste."

—Henriette, 55, Köchin

Das Problem mit den Problemen (und den Entscheidungen)

Bevor es um Lösungen geht, muss es erst mal ums Problem gehen. Beziehungsweise eben um Entscheidungen. Die sind nämlich oft, neben dem eigentlichen Problem, ebenfalls ein Problem. Ja. Klingt verschwurbelt. Aber die beiden sind nun mal so eng verbunden wie A-Hörnchen und B-Hörnchen.

Jeder Mensch trifft am Tag etwa 20.000 Entscheidungen. Die meisten laufen selbstverständlich und unbewusst ab, dazu gehört nämlich alles von „Ziehe ich schwarze oder graue Socken an?“ über „Fahre ich mit dem Auto oder nehme ich das Rad?“ bis zu „Koche ich Nudeln oder Kartoffeln?“. Das sind die unspektakulären Entscheidungen. Egal welche Alternative man wählt, es wird höchstwahrscheinlich niemand zu Schaden kommen, wenn es die falsche war und keine dieser Entscheidungen hat weitreichenden Einfluss auf die Zukunft. Allerhöchstens auf die nächsten 20 Minuten. Nerven können diese Entscheidungen natürlich trotzdem – das tägliche „so oder lieber so?“ ist immerhin ein großer Batzen Mental Load – und ich vermute, jede Mutter und jede Single-Frau wünscht sich ab und zu wenigstens einen halben Tag, an dem mal jemand anders für sie zwischen a und b wählt.

Allerdings fordert einen das Leben ja bekanntermaßen nicht nur zu Entscheidungen in Sachen richtige Sättigungsbeilage auf, sondern immer mal wieder auch zu sehr bedeutsamen, eventuell alles verändernden – GERADE in der Lebensmitte. Da hat man quasi den „doppelten Blick“, weil man ein Fazit zieht, also in die Vergangenheit schaut, und gleichzeitig die Zukunft ins Auge nimmt und sich fragt, was wohl noch kommen und was anders werden wird. Gerade Letzteres kann zuweilen ganz schön herausfordernd sein, wenn man nämlich nicht den blassesten Schimmer hat, wie es weitergehen soll:

Was in meinem Leben passt eigentlich noch? Will ich einen neuen Job? Will ich noch mal etwas ganz Neues lernen? Will ich meine Beziehung so weiterführen, wie sie ist? Und was tue ich, wenn ich plötzlich wieder allein bin? Was mache ich mit meiner Zeit, wenn meine Kinder nicht mehr da sind? Was kann und will ich tun, um mehr Raum für mich zu haben? Welche Dinge wollte ich schon immer in Angriff nehmen, habe es aber nie getan? Wie mache ich mein Leben etwas bedeutungsvoller, als es bisher war?

Kurz und knapp: Was genau mache ich eigentlich mit den nächsten 35 Jahren?

Es mag jetzt durchaus Frauen geben, die das alles sofort als große Chance begreifen, aus diesen Jahren in der Lebensmitte und allen, die danach kommen, die besten ihres Lebens zu machen (was sie auch auf jeden Fall werden können). Ich glaube aber, dass all diese Fragen und auch all die Möglichkeiten bei vielen anderen eine Art Schockstarre auslösen können. Oder zumindest eine gewisse Nervosität wegen der großen Verantwortung, sich selbst gegenüber. Und an diesem Punkt verliert man dann manchmal nicht nur die Orientierung, sondern auch ein großes Stück Selbstvertrauen. Man zweifelt an sich, analysiert sich und setzt sich unter Druck: „Du musst dich nur richtig sortieren. Und endlich die richtige Entscheidung treffen." Leider entscheidet der Mensch aber generell nicht gern. Oder tut sich zumindest sehr schwer damit.

Wenn sich ein Problem mit etwas mehr Tragweite als „Neue Schuhe oder nicht?" ins Leben schiebt, nimmt es nicht selten plötzlich den ganzen Raum ein. Alles andere tritt dann erst mal in den Hintergrund. Man starrt auf dieses Problem wie auf einen Sprung im Glas: Der Rest ist intakt, aber der Blick klebt am Sprung. Und je länger man hinsieht, desto größer scheint er zu werden.

In der Psychologie heißt dieses Phänomen Negativity Bias. Frei übersetzt bedeutet das in etwa so was wie: Es gibt einen menschlichen Hang dazu, dem Negativen mehr Aufmerksamkeit zu schenken als dem Positiven.[III] Und das bezieht sich so circa auf alle Lebensbereiche: In Konflikten sieht man nur noch die schlechten Eigenschaften seines Gegenübers, in den Medien klickt man bevorzugt auf die schlimmen, statt die ermutigenden Nachrichten, und bekommt man ein Lob, wirkt das gefühlte sieben Minuten nach, wohingegen Kritik sich mindestens zehn Tage im eigenen Hirn einnistet und in der Folge gleich noch auslöst, dass man die eigenen Fähigkeiten komplett infrage stellt.[112]

Ich mach es dieses Mal kurz, weil das hier ja kein evolutionsbiologisches Lexikon werden soll: Auch der Negativitätsbias hat den Menschen ursprünglich vor den Gefahren der wilden Welt beschützt. Denn den Säbelzahntiger zu übersehen wäre weitaus schlimmer gewesen, als ein paar Beeren und Nüsse am Wegesrand zu verpassen. So hat sich auch damals der Fokus immer eher auf das Gefährliche als auf das Gute gerichtet. Und das ist bis heute so geblieben.

Kein Wunder also, dass man gern mal am und im Problem hängen bleibt und dem, was gut läuft und gut ist im Leben, zumindest vorübergehend, eher weniger bis keine Aufmerksamkeit mehr schenkt (und schenken kann). In der systemischen Therapie wird dieser Zustand oft als „Problem-Trance" bezeichnet – man ist sozusagen hypnotisiert vom eigenen Problem, permanent damit beschäftigt, dreht sich im Kreis und gibt ihm damit immer mehr Größe und Wichtigkeit. Man hängt fest in einer Art Grübelfalle, und dann hat man nicht nur so wenig hilfreiche Gedanken wie: „Warum hab ausgerechnet ich dieses Problem?", sondern macht das Problem auch noch zur eigenen Identität. Oder zumindest zu einem Teil von sich selbst. Man denkt: „Ich bin so chaotisch", statt sich zu sagen: „Das Chaos hat mich gerade fest im Griff", oder: „Ich krieg die Dinge einfach nie auf die Reihe", statt: „Da sind gerade sehr viele Anforderungen in meinem Leben." Aber, kleine Erinnerung an den inneren Kritiker, man macht sich lieber gleich als Person runter, statt das Problem als äußeres Hindernis zu sehen. Und wer kommt einem an dieser Stelle natürlich zusätzlich noch in die Quere? Richtig. Die Hormone. Beziehungsweise der Stress. Beziehungsweise das Gehirn.

Nicht wenige Frauen in den (späteren) Wechseljahren kennen das Gefühl, plötzlich nur noch „Watte" im Kopf zu haben. Dieser sogenannte „Brain Fog" ist zwar kein medizinischer Begriff, beschreibt aber sehr gut, was passiert, wenn sich fehlendes Östrogen auf die Gedächtnisleistung auswirkt.[113] Man vergisst ständig Dinge, kann sich nur schlecht konzentrieren, weiß vorübergehend den Namen der Kollegin nicht mehr oder ersetzt beim Erzählen jedes zweite Substantiv mit „Dings". Dazu kommt der in Kapitel 2 bereits erwähnte Anstieg des Stresshormons Cortisol, der sich ebenfalls auf das Gehirn, seine kognitive Leistung und damit auf die Entscheidungsfähigkeit auswirkt.[114] Beide Faktoren zusammengenommen – hormonelle Schwankungen und chronische Stressbelastung – erklären, warum Entscheidungen in dieser Phase nicht nur emotional, sondern auch neurologisch schwierig sein können. Man denkt langsamer, verliert schneller den Überblick, zweifelt mehr, fühlt sich geistig erschöpft. Nicht, weil man plötzlich über Nacht so ein Sensibelchen geworden wäre, sondern weil das eigene System gerade etwas anders arbeitet als sonst – nämlich gegen die Fähigkeit zur Entscheidungsfindung und Lösungsorientierung.

Sowohl als auch. Oder was anderes?

Nicht zu wissen, was als Nächstes kommt, was richtig, falsch, sinnvoll oder zu riskant wäre, gehört wohl zu den unangenehmsten Zuständen, in denen man sich befinden kann. Weil dieser Zustand vor allem eins heißt: maximale Unsicherheit. Und die bedeutet für viele: in der Luft hängen, nicht mehr schlafen können, warten müssen, sich sorgen, Kontrollverlust erleben, zum Stehenbleiben gezwungen sein. Um solche Unsicherheiten oder Übergangszustände gut auszuhalten, braucht es eine ganz besondere Fähigkeit, und die heißt: Ambiguitätstoleranz. Gemeint ist damit die „Begabung", Widersprüchliches und Offenes zu ertragen – das Noch-nicht-Entschiedene, das Unfertige, das Weiß-ich-doch-auch-gerade-nicht. Wer eine hohe Ambiguitätstoleranz hat, kann es gelassen hinnehmen, wenn im Moment keine eindeutigen Antworten parat stehen, und sich so lange gedulden, bis sie dann irgendwann doch noch auftauchen. Oder das Ganze sogar als Herausforderung für die eigene Kreativität sehen – maximale Unsicherheit bedeutet ja in gewisser Weise auch maximale Freiheit. Hat man diese Unsicherheitstoleranz nicht oder nur in sehr schwacher Ausprägung, wird's hektisch. Dann neigt man nämlich dazu, Dinge viel zu schnell vom Tisch zu räumen. (Wie so vieles, was im Kopf passiert, kann man auch die Ambiguitätstoleranz trainieren. Wie das geht, steht am Ende des Kapitels.) Der US-amerikanische Sozialpsychologe Arie Kruglanski hat dafür Mitte der 1990er-Jahre den Begriff „Need for (cognitive) Closure“[115] geprägt. Was so viel bedeutet wie: das Verlangen nach einer klaren Antwort, um Verwirrung und Unsicherheit zu reduzieren beziehungsweise auszuschalten. Die kurzfristige Folge: völlig übereilte Entscheidungen, nur um endlich raus zu sein aus der Ungewissheit. Plus: das anschließende Festhalten an dieser Entscheidung, selbst wenn neue Informationen plötzlich gegen diese sprechen. Die längerfristige Folge: kein Blick mehr für alles, was da sonst noch sein könnte – neue Möglichkeiten, neue Wege, neue Erfahrungen. Die Tendenz zum „Cognitive Closure“ nimmt übrigens unter Stress noch mal deutlich zu – der Körper ist müde, der Kopf überfordert, die Geduld erschöpft. Und je weniger innere Ressourcen zur Verfügung stehen, desto schneller greift man dann zu dieser oben erwähnten erstbesten Lösung. Die aber am Ende vielleicht gar nicht das ist, was einem selbst am besten entsprochen hätte. Wenn man vorm Kühlregal steht und nicht weiß, ob Erdbeer- oder Kirschjoghurt die bessere Wahl ist, sicherlich nicht tragisch. Steht man vor der Entscheidung: „Warte ich noch etwas ab oder nehme ich den erstbesten Job, weil ich meinen alten gerade verloren habe?“, vielleicht schon tragischer. Mir persönlich liegt ein anderes „Lösungskonzept“ noch viel mehr – leider. Ich fürchte nämlich, ich bin zumindest in den wichtigen Entscheidungssituationen im Leben ein „Maximizer“.

Die beste Entscheidung der Welt

„Maximizen“ funktioniert in etwa so, wie in dieser zwar banalen, aber doch sehr aussagekräftigen Episode: Am Anfang meiner Berufstätigkeit wollte ich mir ein neues Sofa kaufen. Ich verdiente zum ersten Mal richtig viel Geld und davon wollte ich eine mittelgroße Summe in dieses Sitzmöbel investieren. Das Problem, wenn man finanziell nicht mehr unbedingt auf IKEA angewiesen ist: Man hat plötzlich SEHR VIELE Möglichkeiten. Nach viermonatiger Suche hatte ich mir ungefähr 55 Sofas angeschaut, auf ihnen gesessen und gelegen, Stoffproben verglichen, alles über Polsterungen recherchiert und Verkäufer:innen zu Tode genervt – ich wollte mein schönes Geld nun mal auf keinen Fall an ein minderwertiges Modell verschwenden. Als mein damaliger Partner mir damit drohte, mir eine Couch aus Europaletten zu bauen, wenn ich jetzt nicht bald mal eine aussuchen würde, tat ich genau das endlich. Und nahm das Sofa, das ich mir zuallererst angeschaut hatte.

Als Maximizer hat der Psychologe Barry Schwartz die Menschen beschrieben, die einfach kein Ende dabei finden, alle Möglichkeiten sorgfältigst gegeneinander abzuwägen, wenn sie eine Lösung für etwas finden müssen. Weil keine der bestehenden Optionen jemals gut genug zu sein scheint. Man sammelt Informationen und sammelt und sammelt, überprüft mögliche Konsequenzen von jeder Seite und wendet jeden einzelnen Gedanken etwa zweihundertzwanzig Mal hin und her – da könnte schließlich doch noch was Besseres um die Ecke kommen. Irgendwas, das noch perfekter wäre.

Jetzt ging es ja im oben beschriebenen Beispiel nur um ein Sofa. Aus jahrelanger Erfahrung kann ich aber sagen: Es wird noch viel anstrengender, wenn man vor den WIRKLICH großen Herausforderungen steht und der eigene Perfektionismus einen völligen Stillstand auslöst.

Die bessere Haltung ist da wohl dann die der Satisficer (ein „Wortkoffer" aus den beiden englischen Begriffen satisfy = zufriedenstellen und suffice = genügen). Das sind die Menschen, die laut Schwartz eine Entscheidung treffen, sobald sie eine AUSREICHEND GUTE Lösung gefunden haben.[116] Keine beliebige oder mal eben dahingeschnodderte, sondern eine, die genügt und trotzdem passend ist. Für die Situation und für sich selbst. Diese (durchaus bewundernswerten) Menschen wissen, dass man einfach nicht jede Eventualität recherchieren und auch noch überprüfen kann. Sie haben erkannt, woran ich in vielen Situationen offenbar noch arbeiten muss: Perfektion ist nicht nötig. Und was noch viel wichtiger ist: Sie ist nicht erreichbar. Nie. Nicht in diesem Leben. Und auch in keinem anderen.

Am Ende sind sowohl die „Es geht immer noch besser"- als auch die „Reicht so"-Strategie aber nur die zwei Seiten derselben Medaille: Man hat nur eine begrenzte Fähigkeit, in der Realität rational zu entscheiden. Der US-amerikanische Kognitionsforscher (und Nobelpreisträger) Herbert A. Simon nannte diese Tatsache schon vor Jahrzehnten „Bounded Rationality" (begrenzte Rationalität).[117] Man entscheidet einfach niemals unter Idealbedingungen. Man verfügt nämlich nie über allumfassende Informationen, steht unter Zeitdruck, ist emotional verwickelt oder schlichtweg völlig abgekämpft. Darum KANN niemand die perfekte Entscheidung treffen, sondern immer nur eine, die so gut ist, wie die Situation, in der man sich gerade befindet, es zulässt.

Man möchte sagen: Puh! Es ist also gar kein persönliches Versagen, wenn man nicht sofort weiß, was man will. Oder wenn man sich drei Mal umentscheidet. Oder wenn man mangels Zeit einfach irgendwas entscheidet. Eins allerdings ist klar – für eine befriedigende Entscheidung muss man es irgendwie hinkriegen, aus der nicht enden wollenden Problemschleife rauszukommen, damit man Dinge abhaken und weitergehen kann.

Der andere Blick

Das, was ich auf den letzten etwa zehn Seiten aufgeschrieben habe, ist ganz fantastisch in diesem einzigen Satz zusammengefasst: „Problemtalk creates problems, solutiontalk creates solutions." Frei übersetzt: Wer sich zu lange in seinem Problem einrichtet, zementiert es. Wer den Blick auf seine Ressourcen und kleine Fortschritte lenkt, bringt Bewegung rein. Der Satz wird dem US-amerikanischen Psychotherapeuten

Steve de Shazer zugeschrieben, der in den späten 1970er-Jahren gemeinsam mit seiner Frau Insoo Kim Berg, ebenfalls Psychotherapeutin, die lösungsfokussierte Kurzzeittherapie (Solution Focused Brief Therapy, SFBT) entwickelt hat.[118, 119] De Shazer und Berg meinten mit diesem Satz nicht, dass man Probleme ignorieren solle. Aber sie hielten das endlose Kreisen um das „Warum" – Warum ist das passiert? Warum immer ich? Womit habe ich das verdient? – lapidar gesagt für ziemliche Zeitverschwendung. Stattdessen richteten sie die Aufmerksamkeit auf das „Wie": Wie kann ich mit meinem Problem umgehen? Was funktioniert bereits und wie kann ich das, was funktioniert, verstärken? Statt sich in der Vergangenheit aufzuhalten, richtete sich ihr Blick also in die Zukunft. Wer über mögliche Lösungen, Fortschritte und Gelungenes spricht, sieht neue Perspektiven und Handlungsmöglichkeiten. Und findet, ganz nebenbei, eventuell auch schon die ersten Antworten.

Jetzt gibt es da allerdings noch ein weiteres kleines beachtenswertes Thema: Bevor man eine Lösung sucht und findet, muss man ja erst mal wissen, was man überhaupt will. Ich selbst bin zum Beispiel ganz groß darin, immer nur ganz genau zu wissen, was ich NICHT will. Das schließt dann zwar einige Optionen aus und reduziert damit die überwältigende Menge der Möglichkeiten, bringt mich aber der Veränderung oder einer Entscheidung trotzdem kein einziges Stückchen näher.

De Shazer und Berg haben sich für die Situation, in der einem partout nicht einfallen will, was denn eine lohnenswerte Alternative zum Jetzt sein könnte, eine – Achtung Wortspiel – wundervolle Frage überlegt: die Wunderfrage.[120] Und die geht so:

„Angenommen, heute Nacht geschieht ein Wunder, während Sie schlafen. Das Problem, das Sie haben, ist gelöst. Aber da Sie geschlafen haben, wissen Sie nicht, dass das Wunder geschehen ist. Wenn Sie morgen früh aufwachen – woran würden Sie als Erstes merken, dass das Wunder passiert ist? Was wäre anders? Woran würde Ihr:e Partner:in, Ihre Kolleg:innen oder jemand aus Ihrer Familie merken, dass sich etwas verändert hat?"

Ich gebe zu, als ich diese Frage zum ersten Mal im Rahmen meiner Ausbildung zur systemischen Coachin gehört habe, war mein spontaner Gedanke: „Was für ein Quatsch." Es passieren ja nun mal keine Wunder. Diese Vorstellung erschien mir ähnlich fantastisch und frustrierend wie der Glaube an das Auftauchen der Zahnfee oder die Imagination eines Lottogewinns. Aber – oh, Wunder (ich hör jetzt auch auf damit) – diese Frage macht tatsächlich etwas mit einem, wie man (und Markus Lanz) heutzutage so schön sagt. Sie zwingt nämlich den eigenen Kopf raus aus dem ungeliebten Ist-Zustand, rein in die Vorstellung eines besseren So-will-ich-das-Zustands. Und wenn man schon mal wenigstens ein Bild davon hat, wie es in Zukunft sein könnte, ist man motivierter und optimistischer, und es fällt schon etwas leichter, den Weg dorthin auch zu finden.

Indem man sich beispielsweise fragt, inwieweit man diesen Weg vielleicht sogar schon beschritten hat und was man jetzt braucht, um ihn noch ein Stück weiterzugehen. Nur ein paar kleine Schritte, aber immerhin erst mal weiter. Und vor allem, indem man schaut, über welche Ressourcen und Stärken man bereits verfügt, um die Veränderung, die man sich wünscht, auch zu erreichen.

Das ist nämlich auch so ein Casus Knacksus: Welche sind denn eigentlich die eigenen Ressourcen? Was hat man längst in sich, das die Entscheidung für eine Veränderung leichter macht? Gerade Frauen neigen häufig dazu, ihre Stärken als Selbstverständlichkeiten und „nichts Besonderes" anzusehen und sie damit einfach zu übersehen.

Was kann ich eigentlich?

Auf einer Geburtstagsfeier erzählte mir mal eine Frau, sie habe fast 25 Jahre im Ausland gelebt, unter anderem in Kanada, Südafrika und auf den Philippinen. Ihr Mann sei irgendjemand Wichtiges bei einem großen deutschen Unternehmen, darum seien sie von Land zu Land gezogen, sie habe sich in diesen

25 Jahren „nur“ um die drei Kinder gekümmert und ein bisschen was Ehrenamtliches gemacht. Nun sei sie zurück in ihrer Heimat, das letzte der Kinder gerade ausgezogen und sie wolle jetzt doch gern mal zu Hause raus und sich einen Job suchen. Aber sie habe keinen Schimmer, welcher das sein könnte – Achtung: Sie könne ja nichts!!! Wie mutig und flexibel man ist, wenn man sich immer wieder auf neue Kulturen einlässt, wie viel Organisations- und Change-Management-Talent man hat, wenn man über all diese Jahre das Familienleben im Ausland am Laufen hält, über wie viel Loyalität und Verlässlichkeit man verfügt, wenn man dieses Leben 25 Jahre lang mitmacht und den Ehemann derart unterstützt, wie viel Kopf-Kapazitäten man offenbar besitzt, wenn man mehrere neue Sprachen lernt, zumindest auf Verständigungsniveau, über wie viel Weltoffenheit und Toleranz man durch den Aufenthalt in so unterschiedlichen Ländern wahrscheinlich verfügt – das sah diese Frau gar nicht. Meiner Meinung nach hatte sie ein ziemlich umfassendes und auch ganz schön beeindruckendes Portfolio an Fähigkeiten. Was dieser Frau fehlte, waren also keinesfalls Kompetenzen, sondern das Vertrauen in die Anwendbarkeit dieser Kompetenzen.

Das Gute: Den eigenen Stärken (wieder) auf die Spur zu kommen ist eigentlich gar nicht so schwer, wie es vielleicht scheint. Es gibt ein paar sehr sinnvolle Fragen, die man sich selbst stellen kann:

- „Was gelingt mir leichter als anderen?“ – zeigt, dass Dinge, die man kann und die einem selbst banal erscheinen, vielleicht gar nicht so banal sind.
- „In welchen Situationen wurde ich schon mal um Hilfe oder Rat gefragt?“ – zeigt, was andere an einem schätzen und damit auch, was in einem selbst steckt.
- „Was hätte ohne mich nicht funktioniert?“ – zeigt, an welcher Stelle man erfolgreich Verantwortung getragen hat.

Auch hilfreich: sich noch mal in eine vergangene schwierige Lebenssituation zurückzuversetzen, egal ob privat oder beruflich, und sich zu überlegen, welche Fähigkeiten oder Haltungen einem damals geholfen haben, da durchzukommen. Man kann das aufschreiben, ergänzen, zur Seite legen, noch mal lesen, wieder ergänzen und so nach und nach ein (neues) Gefühl für das bekommen, was in einem steckt.

Was ganz besonders gut funktioniert, wie ich finde: Feedback und Unterstützung von anderen holen. Einfach mal drei Menschen aus dem persönlichen Umfeld fragen: „Was würdest du sagen, sind die Dinge, die ich gut kann oder die du an mir schätzt?“ Das Ergebnis kann wirklich überraschend sein – und im besten Sinne stärkend. Als ich meine beste Freundin Betty gefragt habe, welche meiner Kompetenzen mir in der Selbstständigkeit helfen könnten, kam eine derart lange (und unvorhergesehene) Liste zusammen – ich war am Ende ganz beduselt von meinen eigenen Fähigkeiten und Stärken.

Nur um das alles jetzt nicht zu groß werden zu lassen: Es geht an dieser Stelle natürlich nicht darum, sich der eigenen Genialität zu versichern, man muss auch nicht gleich sechs neue Talente entdecken, man versucht nur, wieder anders auf sich selbst zu schauen – auf das, was längst da ist und worauf man offenbar bauen kann. JEDE hat diese Ressourcen, man muss sie halt nur als solche erkennen.

Was zählt wirklich?

Wenn einem das wieder bewusst ist (Was kann ich gut und was kann mir bei Problemen und Entscheidungen vielleicht helfen, weil es das in der Vergangenheit bereits getan hat?), fällt es auch leichter, zu erkennen, was einem wirklich wichtig ist, also welche eigentlich die persönlichen Werte und Überzeugungen sind, die eine zentrale Bedeutung im eigenen Leben haben. Und damit zu entdecken, was man wirklich will. Sprich: Wofür möchte ich in Zukunft meine Zeit, meine Kraft, meine Aufmerksamkeit einsetzen? Zwischen eigenen Stärken und persönlichen Werten gibt es nämlich eine enge Verbindung:

Die Dinge, die einem leichtfallen, weil sie den eigenen Stärken entsprechen, setzt man natürlich am wirkungsvollsten dort ein, wo sie mit dem übereinstimmen, was einem am Herzen liegt.

In der psychologischen Forschung gelten Werte als stabile, aber individuell sehr unterschiedliche Richtungsgeber. Sie bilden also so eine Art „inneren Kompass", der hilft, in schwierigen oder ambivalenten Situationen handlungsfähig zu bleiben – durch Klarheit: Wenn man seine Werte kennt, kann man einfacher Lösungen finden, beziehungsweise Entscheidungen treffen, wie diverse Studien gezeigt haben.[121] Und nicht nur das Entscheiden fällt leichter – am Ende bereut man diese Entscheidungen später auch seltener.

Dazu kommt, dass sich einige Werte im Laufe des Lebens natürlich verändern können. War man mit 30 vielleicht sehr an Unabhängigkeit und Selbstverwirklichung interessiert, stehen 20 Jahre später eher Zugehörigkeit und Gemeinschaft im Vordergrund.

Für mich war einer der Gründe, warum ich aus meinem Job ausgestiegen bin, die fehlende Sinnhaftigkeit. Verkürzt gesagt hatte ich jahrelang meinen Kunden dabei geholfen, in möglichst gutem Licht dazustehen, um damit ihre Produkte noch besser an die Endverbraucher:innen bringen zu können. Das ist natürlich nichts Verwerfliches und hat mir lange Zeit ja auch wirklich sehr viel Spaß gemacht, irgendwann dann aber nicht mehr gereicht. Klar, ich verdiene heute viel weniger Geld und ich sitze auch nicht mehr mit den Entscheidern irgendwelcher DAX-Unternehmen am Tisch, aber die Workshops und Coachings, die ich für Frauen mache, sind für mich viel bedeutungsvoller und damit auch befriedigender als das, was ich zuletzt getan habe.

Dazu passt, was die Psychologin Lynn C. Howell in Interviews mit Frauen zwischen 35 und 60 herausgefunden hat. Nämlich, dass die Mitte des Lebens als Phase der Neuausrichtung erlebt werde, die man in drei Stufen unterteilen könne: erstens: Bilanz ziehen, zweitens: Werte checken, drittens: das Leben nach diesen Werten neu ausrichten. Darum beschrieben viele Frauen diese Phase des Lebens auch als „Hoffnung und Wiedergeburt".[122] (Wenn man schon nach seinen Werten lebt und alles prima findet, darf man übrigens auch getrost alles so lassen, wie es ist. In der Mitte des Lebens bereits zufrieden zu sein, ist absolut erlaubt, erwünscht und beneidenswert.) Gefühle von Chaos, Unsicherheit, Nicht-weiter-Wissen und die „War das schon alles?"-Frage sind demnach eventuell also gar nicht einfach nur negative Emotionen, man kann sie auch als eine Art „internen Anstoß" deuten und sie als Indikator nutzen für Lebensbereiche, an die man dann jetzt wohl mal ranmuss. Oder darf.

Was sind meine Werte?

Um herauszufinden, wie sich die eigenen Werte vielleicht verändert haben und welches die wichtigsten im eigenen Leben sind, kann man mit dieser Werte-Matrix* arbeiten. Die Matrix zwingt einen dazu, sich klar zu werden, weil man wirklich nur die wichtigsten Werte favorisieren soll. Gleichzeitig kann sie auch aufzeigen, wo sich im Leben vielleicht gerade zwei Werte entgegenstehen. Die Werte-Matrix funktioniert so:

- Aus der folgenden Liste mit 136 möglichen Werten die zehn wichtigsten auswählen.
- Diese zehn Werte in die schräg stehenden Kästen schreiben.
- Dann jeden Wert mit jedem vergleichen (1 mit 2, 1 mit 3, 1 mit 4 …, 2 mit 3, 2 mit 4 usw.) und den jeweils wichtigeren ankreuzen.
- Zählen, wie häufig der jeweilige Wert im Direktvergleich markiert wurde, die Zahl in die Tabelle übertragen.

Die Anzahl der Kreuze pro Wert zeigt die persönliche Hierarchie an.

* Dieses Wertevergleichsraster ist eine bewährte Methode aus der systemischen Coachingpraxis. Sie geht zurück auf die Paarvergleichsmethode von Thurstone (1927) und wird heute vielfach zur Priorisierung von Werten eingesetzt.

Werteliste			
Abwechslung	Erfolg	Kommunikation	Sensibilität
Achtung	Ermächtigung	Kompetenz	Seriosität
Aktivität	Exklusivität	Konsequenz	Sicherheit
Altruismus	Fairness	Kontrolle	Sinnhaftigkeit
Anerkennung	Fleiß	Korrektheit	Sorgfältigkeit
Anpassung	Flexibilität	Kreativität	Solidarität
Anstand	Freiheit/Autonomie	Leidenschaft	Spaß
Aufgeschlossenheit	Freundlichkeit	Leistungsbereitschaft	Stabilität
Aufmerksamkeit	Fürsorglichkeit	Loyalität	Taktgefühl
Aufrichtigkeit	Geduld	Macht	Teamfähigkeit
Ausdauer	Gelassenheit	Meinungsfreiheit	Toleranz
Ausgeglichenheit	Gemeinsamkeit	Menschlichkeit	Tradition
Bedachtsamkeit	Gemeinschaft	Mündigkeit	Treue
Behutsamkeit	Genauigkeit	Muße	Umsicht
Berechenbarkeit	Gerechtigkeit	Mut	Unabhängigkeit
Bescheidenheit	Geselligkeit	Nachhaltigkeit	Verlässlichkeit
Besonnenheit	Gesundheit	Nachvollziehbarkeit	Vernunft
Beständigkeit	Glaube	Natürlichkeit	Verschwiegenheit
Bewegung	Glaubwürdigkeit	Neugier	Vertrauen
Bodenständigkeit	Gleichheit	Offenheit	Vielfalt
Dankbarkeit	Geradlinigkeit	Optimismus	Vollkommenheit
Dauerhaftigkeit	Großzügigkeit	Ordnung	Weiterentwicklung
Demut	Gründlichkeit	Perfektion	Wissensdurst
Direktheit	Güte	Pflichtbewusstsein	Wohlbefinden
Disziplin	Harmonie	Pünktlichkeit	Wohlstand
Durchsetzungskraft	Herzlichkeit	Qualität	Wohltätigkeit
Echtheit	Hilfsbereitschaft	Realismus	Würde
Ehrgeiz	Höflichkeit	Rechenschaft	Zielstrebigkeit
Ehrlichkeit	Humor	Respekt	Zufriedenheit
Einfachheit	Idealismus	Rücksicht	Zugehörigkeit
Empathie	Individualität	Sachlichkeit	Zurückhaltung
Engagement	Innovation	Schnelligkeit	Zusammenarbeit
Entwicklung	Integrität	Selbstständigkeit	Zusammenhalt
Erfahrung	Klarheit	Selbstverwirklichung	Zuversicht

Auswertung

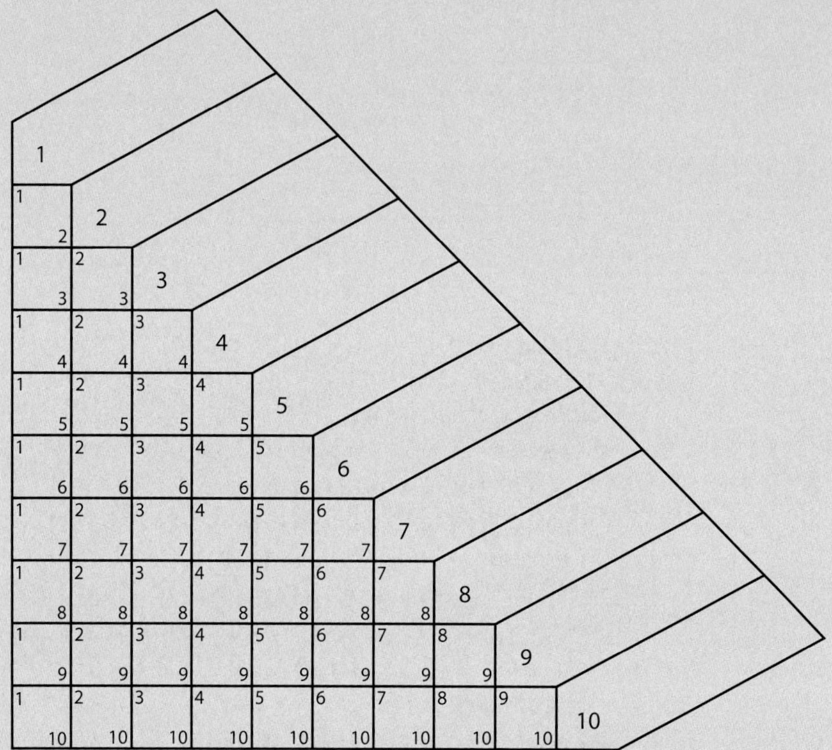

Wert	1	2	3	4	5	6	7	8	9	10
Anzahl der Kreuze										
Rang										

(angelehnt an die Lernmaterialien der Coaching-Akademie, Hamburg)

Fragen für danach

(die man sich allein oder mit Freund:in oder Partner:in beantworten kann)

- Was hat mich am Ergebnis überrascht?
- Was sagen meine wichtigsten Werte über mich aus?
- Warum ist mir dieser Wert so wichtig?
- Was hat in meinem Leben dazu geführt, dass ich diesen Wert so hochhalte?
- Spiegelt dieser Wert eher mein innerstes Selbst – oder ein äußeres Ideal?
- Wo in meinem Alltag lebe ich diesen Wert?
- Wie zeigt sich dieser Wert in meinem Denken, Fühlen und Handeln?
- Woran würden andere merken, dass dieser Wert mir wichtig ist?
- Wo handle ich gegen einen oder mehrere dieser Werte?
- Bewusst oder unbewusst?
- Was kostet es mich (emotional, körperlich, sozial), wenn ich gegen diese/n Wert/e lebe?
- Welche Werte geraten regelmäßig in Konflikt miteinander oder widersprechen sich zumindest aktuell?
- Was ermöglichen meine Werte mir und was verhindern sie eventuell?
- Was würde sich verändern, wenn ich einen Wert ernster nehme als bisher?
- Was müsste ich anfangen – oder aufhören – zu tun?
- Was hätte ich zu gewinnen – und was zu verlieren?
- Ist dieser Wert heute genauso relevant wie vor zehn oder 20 Jahren?
- Passt er zu dem Leben, das ich in Zukunft führen will?
- Welche Energie könnte mir dieser Wert geben?
- Welche Entscheidung steht an, bei der mir dieser Wert helfen kann?
- Wie entscheide ich mich, wenn ich diesen Wert als wichtigste Orientierung nehme?
- Welcher nächste kleine Schritt würde diesem Wert gerecht?

Klar ist: So eine „Werteüberprüfung“ löst natürlich nicht alles von jetzt auf gleich. Aber sie kann ein Anfang sein, um das aufzudecken, was in den letzten Jahren einfach so im Hintergrund mitgelaufen ist, von einem selbst aber gar nicht (mehr) wahrgenommen wurde: übernommene Werte, alte Loyalitäten, automatische Kompromisse. Oder anders: Was der Ballast ist, den man nur noch aus Gewohnheit mit sich rumschleppt, der aber eigentlich nicht mehr zu einem selbst gehört.

Die Macht der kleinen Dinge

So. Fähigkeiten erkannt. Werte und Überzeugungen identifiziert. Etwas mehr Platz im Kopf geschaffen. Und was nun? An dieser Stelle bietet es sich an, noch mal zur Bergbesteigung vom Anfang des Kapitels zurückzukommen beziehungsweise zu „schön langsam, aber immer weiter“. Ein nahezu perfekter Gedanke für den Moment, in dem man vor lauter neu gewonnener Motivation alles auf einmal umkrempeln möchte. Und auch für den, in dem man sich nach wie vor vollkommen überwältigt fühlt von allem, was man ganz dringend anders machen sollte oder möchte.

In beiden Fällen hilft nämlich tatsächlich die Macht der kleinen Dinge, in diesem Fall der kleinen Schritte. Denn: Nicht der große Vorsatz bringt Veränderung (er lässt sie sogar meist scheitern), sondern jede kleinste Handlung. Und ihre Wiederholung. Nennt sich auch die „Tiny Habits“-Methode (Tiny Habits = winzige Gewohnheiten), die der Verhaltensforscher B. J. Fogg entwickelt hat.[123] Am besten erklären lässt sie sich an einem konkreten, sehr beliebten Beispiel:

„Ich muss wieder in Bewegung kommen und regelmäßig Sport machen.“

Nicht selten nimmt man sich in diesem Fall vor, ab sofort wieder dreimal in der Woche ins Gym zu gehen. Nicht selten hält man das exakt vier Wochen durch. Wenn überhaupt. Weil: Vorsatz viel zu groß, Alltag viel zu voll, Schweinehund viel zu laut.

Statt also an diesem Vorhaben (wahrscheinlich nicht zum ersten Mal) zu scheitern, beginnt man mit der Etablierung eines Tiny Habits. Zum Beispiel: Jeden Tag, wenn man nach Hause kommt, dreht man eine Runde zu Fuß um den Block, bevor man reingeht.

Das klingt jetzt erst mal nach „sehr wenig", aber genau darum geht es bei diesem Konzept: Wenn das neue Verhalten/die neue Gewohnheit so winzig ist, dass es sich fast albern anfühlt, hat man exakt die richtige Größe gefunden. Durch die Tatsache, dass man sie an einen Anker bindet, also an etwas, das man eh schon tut – in diesem Fall das Nachhausekommen –, hat man eine große Chance, das Verhalten nach und nach zu einer neuen Routine werden zu lassen. Wenn man sich dann noch nach jeder abendlichen Runde selbst freundlich gratuliert, speichert das Gehirn die Aktion sofort als positiv ab. Und wie werden jetzt aus der täglichen Runde um den Block drei einstündige Sporteinheiten pro Woche?

Sobald diese eine Runde mühelos geworden ist (und das wird sie ganz sicher werden), wird man ganz automatisch mehr tun – die Motivation steigt durch den Erfolg. Ist es irgendwann normal, jeden Abend um den Block zu gehen, nimmt man sich nämlich plötzlich als Person wahr, die sich bewegt, und nicht mehr als eine, die sich mal wieder bewegen müsste. Nach zwei oder drei oder vier Wochen werden vielleicht zwei Runden aus der einen oder eine mit 20 Kniebeugen im Anschluss, nach weiteren vier ersetzt man einen Runden-Abend durch eine Einheit auf dem Laufband – im Gym. Et voilà! Kontinuität, also Beständigkeit, und kleinste Einheiten sind der Schlüssel. Dann können Tiny Habits zu großen Wandlungen führen, weil sie die Selbstwahrnehmung verändern und das Selbstvertrauen stärken.

Der Trick dabei ist also quasi, durch die Tiny Habits etwas erfolgreich zu tun, ohne es gleich perfekt machen zu müssen. Und genau an dieser Stelle beginnt der nächste wichtige Schritt zur Entlastung des Kopfes: strategisches Weglassen.

Mal ehrlich, wie oft denkt man, eine gute Lösung läge im MEHR: mehr planen, mehr leisten, mehr disziplinieren, mehr organisieren. Da kämpft man dann nicht mit Unsicherheiten, Problemen und dem täglichen Mental Load, weil man nicht hart genug arbeitet, sondern weil man hart an den falschen Dingen arbeitet. Anders ausgedrückt: Man investiert die eh schon knappe mentale (und auch körperliche) Energie in unzählige Dinge, die am Ende eigentlich kaum einen Unterschied machen, statt die eigene Kraft auf die wirklich wirksamen Hebel zu konzentrieren. Auch wenn es sehr nach Binse klingt: Es heißt tatsächlich nicht umsonst „weniger ist mehr".

Auch dafür gibt es eine ziemlich gute Methode: Die 80/20-Regel (auch Pareto-Prinzip genannt, nach dem italienischen Ökonomen Vilfredo Pareto). Und die besagt genau das: Mit nur 20 Prozent Aufwand lassen sich 80 Prozent eines anvisierten Ergebnisses erreichen. Umgekehrt bedeutet das auch: Die restlichen 80 Prozent Aufwand bringen nur noch einen vergleichsweise kleinen Nutzen – kosten aber immens viel Energie. Versteht man vielleicht auch besser mit Beispiel:

Wenn die Wohnung gerade so richtig schön im Chaos versinkt, reicht es meist, staubzusaugen, die rumliegenden Sachen an ihren Platz zu stellen und die Küche aufzuräumen, um das Gefühl von „alles in Schuss hier" zu bekommen. Klar könnte man auch noch die Fenster putzen, den Staub hinter den Büchern wegwischen und das Parkett polieren, der zusätzliche Effekt wäre aber verhältnismäßig gering.

Wenn man sich fitter und gesünder fühlen möchte, hat man schon jede Menge erreicht, wenn man dauerhaft mehr schläft, sich regelmäßig an der frischen Luft bewegt und ab und zu mal ein Gemüse auf den Teller fallen lässt. Detox-Kuren, Vitamin-C-Infusionen und vier Mal die Woche HIIT-Training sind dann eher eine Art Kirsche auf dem Eis.

Beide Ansätze – Tiny Habits und 80/20 – stärken das, was man in der Unsicherheit bestens gebrauchen kann: Wirksamkeit und Selbstwirksamkeit. Auf der einen Seite also das Gefühl „Ich kann etwas tun", auf der anderen das Gefühl „Das, was ich tue, macht einen Unterschied – auch wenn er erst mal nur nach wenig aussieht".

Vielleicht klingt das jetzt trotzdem alles sehr nach „klein-klein" und einem Aufruf zur Mittelmäßigkeit. Am allerliebsten hätte man natürlich für alles das große „Perfekt": den besten Neuanfang, die klügsten Entscheidungen, die goldrichtigsten Lösungen. Leider ist das genauso magisches Denken wie der Wunsch, alle Probleme und Unsicherheiten mögen sich doch bitte einfach in Luft auflösen. Ich weiß schon, dass es allen klar ist, ich sag's trotzdem noch mal: Das mit dem perfekt wird nix. Am Ende steht vielleicht ein gut. Oder sogar ein befriedigend. Und wenn es erst mal gar keine Antwort gibt? Dann ist eben noch keine da. Dann darf das genau so sein und man muss einfach noch ein bisschen geduldiger sein. Vor allem mit sich selbst.

Lösungsorientierung ist kein Versprechen auf eine schnelle Antwort. Es ist eine pragmatische, aktive und sich selbst zugewandte Haltung. Man bleibt mit sich selbst im Gespräch und verändert den Blick auf sich selbst: Vom „Warum" zum „Wie", von dem, was richtig mies läuft, zu dem, was man bereits (in sich) hat und was einen im Leben schon mal weitergebracht hat. Man kann dann besser mit dem Ungewissen umgehen. Man kann kleine Schritte statt gar keine gehen und irgendwann größere machen. Es geht nicht um die perfekte Lösung oder das große Ziel. Sondern darum, wieder in Bewegung zu kommen – innerlich und äußerlich.

Wenn daraus am Ende nicht die große Vision entsteht, sondern einfach nur ein bisschen mehr Klarheit, ein bisschen mehr Vertrauen und ein bisschen weniger Druck, dann ist das schon ganz schön gut. Und vor allem: gut genug.

Unsicherheit zum Üben

Ambiguitätstoleranz lässt sich gezielt trainieren. Allerdings übt man dabei nicht, Probleme zu lösen, sondern ungeklärte, widersprüchliche, unkontrollierbare Situationen auszuhalten, ohne dass die Alarmsysteme ausflippen und man sofort in Abwehr oder Flucht verfällt. Heißt: Es kann auch mal unangenehm werden. Heißt aber auch: Es lohnt sich. Hier kommen fünf kleine Mutproben:

1. Die 48-Stunden-Ignoranz
Wenn heute eine Entscheidung ansteht – ganz bewusst ignorieren. Und zwar zwei ganze Tage lang. Dabei die eigene Unsicherheit beobachten. Wird sie größer? Macht sie unruhig? Ist es kaum noch auszuhalten? Wie verändern sich die Gefühle in den 48 Stunden? Und was ist passiert, wenn die 48 Stunden rum sind?

2. Fremdgehen im Kopf
Hier geht es darum, etwas zu tun, das absolut nicht zu einem passt (oder zumindest zu dem Bild, das man selbst von sich hat): ein Buch oder einen Beitrag aus einer ganz anderen (politischen) Bubble lesen. Etwas anziehen, das einem eigentlich unangenehm ist, weil zu bunt, zu altmodisch, zu kurz. 30 Minuten eine Musikrichtung hören, die man sonst eher meidet. Vielleicht hat man doch noch mehr und vor allem andere Anteile, als man bisher dachte …

3. Der unentschiedene Satz
Sätze aufschreiben, die zwei gegensätzliche Gefühle enthalten:
Ich bin traurig und gleichzeitig erleichtert.
Ich liebe meinen Job und er macht mich fertig.
Ich will etwas verändern und hab Angst davor, dass dann was verloren geht.

Ziel der Übung ist es, Widersprüche und Komplexität zu sehen, aber diese nicht gleich aufzulösen. Ja, es nicht mal zu versuchen …

→

4. Die Unvollendete
Einfach mal Dinge nicht zu Ende machen:
Ein Gespräch anfangen und sich mitten im Thema verabschieden.
Eine To-do-Liste schreiben, aber nichts davon machen.
Kochen und die Küche erst am nächsten Tag aufräumen.
Sich ins Café setzen, die Karte anschauen und dann doch wieder gehen.
Klingt irgendwie alles etwas irre, trainiert aber, besser mit unfertigen, unperfekten Dingen zu leben.

5. Das Unbequeme buchen
In einen Stadtteil fahren, in dem man noch nie war. Ein Konzertticket buchen, obwohl man die Band nicht kennt. Einen VHS-Kurs besuchen, dessen Thema einen eigentlich nicht interessiert. Alleine in ein Restaurant gehen, das man noch nicht kennt. Sehen, was das mit einem macht. Und vor allem: feststellen, dass man die Kontrolle nicht verliert, sondern sie manchmal auch gar nicht braucht.

Kapitel 7
Zukunfts-orientierung

Und jetzt? Weiter.

„Die Wechseljahre sind das verdammt Schönste auf der Welt. Ja, dein ganzer Beckenboden bröckelt weg und dir wird verdammt heiß und niemand kümmert sich darum, aber dann bist du frei. Kein Sklave mehr, keine Maschine mehr mit Einzelteilen, du bist einfach nur ein Mensch im Spiel. (...) Erst ist es grauenhaft und dann ist es verdammt großartig."

Dieses Zitat stammt nicht von einer der Frauen, mit denen ich mich für dieses Buch über die Mitte ihres Lebens und ihre Wechseljahre unterhalten habe, sondern von der Schauspielerin Kristin Scott Thomas, beziehungsweise ihrem Alter Ego Belinda in der britischen Serie „Fleabag".[124] In „Fleabag" geht es um eine junge Frau Anfang 30 in London, die mit Schuld, Trauer, Beziehungschaos, Familienkonflikten, Scham, Wut und Selbsthass kämpft. Bekannt wurde diese Serie unter anderem deshalb, weil sie gleich doppelt radikal ist: Erstens ist sie thematisch absolut schonungslos, zweitens bricht die Hauptfigur „Fleabag" immer wieder die „vierte Wand" auf und redet ständig mit dem Publikum, wodurch beim Zuschauen eine sehr besondere Nähe zur Protagonistin entsteht. Aber das nur so nebenbei. Wichtiger an dieser Stelle ist eigentlich, dass diese Serie von 2016 ist und das Thema Wechseljahre bis dahin in Film- und Fernsehproduktionen nie zuvor derart prominent erwähnt wurde. Um nicht zu sagen, es wurde eigentlich gar nicht erwähnt. Und schon erst recht nicht in Zusammenhang mit Wörtern wie „frei" oder „großartig" oder „schön". Wahrscheinlich wurde auch darum der Monolog von Belinda, die in „Fleabag" nur ein Sidekick und keine Hauptfigur ist, zu einem kleinen, aber durchaus bemerkenswerten Stückchen Serienkult.

Ich weiß gar nicht, warum ich mich plötzlich an diese Szene erinnert habe. Als „Fleabag" ausgestrahlt wurde, habe ich sie überhaupt nicht wahrgenommen. Wahrscheinlich, weil ich mich da noch im besagten „Wechseljahre gehen mich nichts an"-Modus befand und versucht habe, mich unbedingt mit der 30-jährigen Hauptdarstellerin und nicht mit der 58-jährigen Belinda zu identifizieren, obwohl die mir, rein alterstechnisch, damals schon ein ganzes Stück näher war.

Heute finde ich es beeindruckend, mit welcher Verve und Überzeugung Belinda da bei einem Drink in einer Bar ihre eigenen und die Wechseljahre im Allgemeinen feiert. Obwohl ich tatsächlich fürchte, bei den meisten Frauen oder zumindest bei denen, mit denen ich in den letzten Jahren über dieses Thema gesprochen habe, würde so ein Monolog geringfügig bis deutlich anders klingen. Und bei mir selbst ehrlicherweise auch.

Ich bin jetzt 55, meine Menopause ist etwas mehr als vier Jahre her, ob ich ohne die Hormone, die ich nehme, noch Symptome hätte, kann ich nicht sagen (vorläufig werde ich das auch nicht rausfinden, zum Schutz meiner Langzeitgesundheit will ich die Hormonersatztherapie so lange weitermachen wie möglich). Ich würde trotzdem behaupten: Ich bin durch mit den Wechseljahren. Zumindest mit den körperlichen.

Fand ich die Wechseljahre also großartig oder gar „das Schönste“ der Welt? Da muss ich leider mit ähnlich starker Überzeugung wie der von Belinda sagen: auf gar keinen Fall! Einzig die Tatsache, dass ich nie wieder in meinem Leben eine Monatsblutung haben werde, möchte ich noch immer jeden Morgen mit einer Handvoll Glitzerkonfetti bewerfen. Ansonsten würde ich die letzten Jahre und auch das Ergebnis derselbigen eher als „durchwachsen“ bezeichnen. Fühle ich mich frei? Oder zumindest freier als vor dem ganzen Hormonchaos? Na ja. Okay, ich hab dauerhaften Frieden mit meinem Körper geschlossen. Ich habe – zumindest optisch – nichts mehr an ihm auszusetzen. Ich mag sogar meine Knie, die ich jahrelang verwünscht und versteckt habe, weil sie nicht knochig-elegant, sondern eher speckig-bodenständig daherkommen. In einigen anderen Dingen bin ich wahrscheinlich ebenfalls gelassener geworden – es interessiert mich nahezu kein bisschen mehr, was andere Menschen über mich denken und auch meine eigene Erregungskurve in Bezug auf andere Leute ist deutlich flacher geworden. Und ich habe den Mut gehabt, meinen hochbezahlten und angesehenen Job zu kündigen, weil er nicht mehr passte und ich lieber was anderes wollte. Für danach hatte ich zwar so eine Art „Plan“, was dieses andere sein könnte, allerdings weiß ich tatsächlich immer noch nicht genau, ob er jemals wirklich aufgehen wird.

Wenn ich ganz ehrlich bin, fühle ich mich bis heute an den meisten Tagen also nicht frei, sondern eher so, als würde ich in einem sehr großen, sehr leeren Raum stehen, in dem es ziemlich hallt und in dem ich diese Tür nicht finde, die ja jetzt eigentlich aufgehen müsste, weil eine andere zugegangen ist. Meine finanzielle Situation ist (noch) nicht angespannt, aber auch nicht gerade luxuriös, meine Zukunft nach wie vor nebulös, und in fünf von sieben Nächten habe ich allumfassende Versagensträume. Bisher habe ich also nur jede Menge alte Sicherheiten verloren, ein euphorisches Gefühl von „Ich bin neu“ und von Befreiung hat sich dagegen irgendwie noch nicht so recht eingestellt.

Das große Erwachen?

So langsam kommt mir allerdings auch der Verdacht, dass das unter Umständen gar nicht nötig ist. Denn: Wie groß und sichtbar muss eine Veränderung eigentlich sein, damit sie als erfolgreiche Veränderung im Sinne von „Ich habe die einmalige Chance genutzt, endlich die zu werden, die ich schon immer sein wollte“ gilt? Ist die viel gerühmte Wechseljahrestransformation nur dann gelungen, wenn am Ende wirklich alles von rechts auf links gekrempelt ist und die Menschen im eigenen Umfeld sagen: „Meine Güte, ich erkenn dich gar nicht wieder“?

Man kann zumindest den Eindruck kriegen. Denn irgendwie existieren in Sachen Wechseljahre (immer noch) vor allem zwei Erzählweisen. Einmal die pathologische von „Jetzt bricht alles zusammen“: Jugend weg, Schönheit weg, Leistungsfähigkeit weg, Fruchtbarkeit weg, Sichtbarkeit weg, Gesundheit weg und am Ende vielleicht auch noch der Ehemann. Das ist natürlich Unsinn. Auch wenn es sicher Phasen gibt, die sich sehr nach Großbaustelle anfühlen, es bricht nichts zusammen. Und schon gar nicht alles. Die zweite Erzählweise ist die heroische von „Jetzt kommt dein großes Erwachen“: neues Körpergefühl, neue Sportroutine, neue Gelassenheit, neuer Beruf und neue Berufung, neue „Ich-mach-alles-wie-ich-will"-Haltung, neue Ernährung und über den Atlantik rudern.

Klar, es gibt jede Menge wirklich gute und hilfreiche Bücher, Beiträge und Social-Media-Posts, die informieren, aufklären, unterstützen und anerkennen, dass viele Frauen die Wechseljahre nicht mal eben so im Vorbeigehen wegstecken. Das Erreichen der Perimenopause kommt mir mittlerweile trotzdem manchmal vor wie eine Art Statussymbol oder verliehene Auszeichnung, durch die man nun endlich die Berechtigungskarte für das eigene Leben 2.0 hat. Anders ausgedrückt: Der Druck, sich in der Lebensmitte neu zu erfinden, ist subtil, aber wirksam. Und damit gleichzeitig auch eine neue Form der Überforderung: Schon wieder muss man das Richtige tun, schon wieder darf man's auf gar keinen Fall vergeigen. Bleib nicht stehen, mach riesengroße Schritte!

Nur um das klar zu sagen: Es ist absolut großartig, dass Frauen in den Wechseljahren mittlerweile als kraftvoll, selbstbestimmt, mutig und zukunftsorientiert wahrgenommen werden und nicht mehr als „schwierig", „launisch" oder „am Ende ihrer besten Jahre". Und es ist genauso großartig, dass da Frauen sind, die genau diese Phase als Anlass nehmen, um das ganz große Besteck auszupacken, und studieren gehen, sich sexuell ausprobieren, allein um die Welt reisen oder sich politisch engagieren. Das ist absolut richtig so. Andere Frauen wollen aber eben lieber Beständigkeit. Sie bleiben, wo sie sind, sie vertiefen, was sie haben, sie wertschätzen, was funktioniert. Das ist auch gut. Und dann gibt es noch die, die irgendwo dazwischen sind, und ich würde behaupten, das ist die Mehrheit. Diese Frauen gehen kleine Veränderungen an, statt eine Revolution zu starten. Sie lassen einiges los, behalten anderes und experimentieren so ein bisschen vor sich hin, ohne gleich alles über den Haufen zu werfen. Und das ist natürlich ebenfalls völlig in Ordnung. Was es also sicher nicht gibt, ist eine Verpflichtung zur phoenixhaften Wiederauferstehung mit Mitte 50.

Und so bedeutet Zukunftsorientierung am Ende gar nicht, den großen Zehnjahresplan zu machen mit jeder Menge Ziele, die man am Ende vielleicht eh nicht erreichen kann. Sie bedeutet vielmehr, bewusst zu entscheiden, was in der Zukunft bleiben darf und was vielleicht besser verschwinden muss. Wertschätzen, was ist, und gleichzeitig offen sein für das, was noch kommen kann. Kurz: sich selbst treu bleiben.

Wer ich war, wer ich bin und wer ich werde

Schließt sich natürlich direkt die klitzekleine Frage an: Wer bin ich denn eigentlich? Die Antwort dürften sich die meisten wohl nicht mal eben aus dem Pulloverärmel schütteln.

Die Schweizer Psychologin und Psychotherapeutin Verena Kast, die sich sehr intensiv mit der Lebensmitte und ihren psychologischen Herausforderungen beschäftigt hat, nennt diesen Prozess, in dem man versucht, genau diese Frage für sich zu beantworten, Individuation.[125] Ein etwas sperriger Begriff, der in etwa so viel bedeutet: In der ersten Lebenshälfte richtet man sich stark nach außen – nach dem, was von den Menschen und der Umwelt um einen herum gefordert und gebraucht wird. Man lernt, wie die Gesellschaft funktioniert, man übernimmt Rollen, man erfüllt Erwartungen, man wird zu einer Person, die in diese Gesellschaft passt und sich gut in ihr zurechtfindet. Oder zumindest versucht man es. In der zweiten Lebenshälfte geht es nach Kast darum, sich an die eigene Innenwelt anzupassen. Und da fragt man sich dann: Was will **ich** eigentlich? Wer bin **ich**, wenn ich all diese Rollen mal zur Seite lege? Was ist **mein** Kern, unabhängig davon, was andere von mir erwarten?

Klingt jetzt ein bisschen esoterisch und vielleicht auch etwas beängstigend. Jahrzehntelang hat man die Rollen erfüllt, die einem zugeschrieben wurden. Man hat funktioniert, sich angepasst und eingepasst, sich manchmal kleiner und manchmal größer gemacht – je nachdem, was halt gerade so gefragt war. Und nun soll man plötzlich selbst überprüfen, was davon noch zu einem passt und was nicht mehr.

Laut Verena Kast geht es darum, herauszufinden, was der eigene Maßstab ist, was die eigenen Werte sind und wie man die zweite Hälfte des Lebens verbringen möchte, unabhängig davon, was andere für richtig halten. Individuation in der Lebensmitte bedeutet also keineswegs, sich neu zu erfinden oder jemand anderes zu werden. Es bedeutet: mehr man selbst zu werden. Und die Teile von sich wiederzufinden, die man über die Jahre verlegt oder vergessen hat. Die also eigentlich immer da waren, aber unter den Rollen und Erwartungen verschüttet wurden. Kurz gesagt schaut man hin und sortiert: Was habe ich übernommen, weil andere das so wollten, und was davon bin ich? Wer war ich eigentlich schon immer und hab's nur bisher nicht (ganz) hervorgeholt?

Eine gute Möglichkeit, den Antworten auf all diese Fragen zumindest ein Stückchen näherzukommen, bietet eventuell das Konzept der „possible selves"[126], das von den beiden US-amerikanischen Psychologinnen Hazel Markus und Paula Nurius entwickelt wurde. Die zentrale Idee des Ganzen: Man hat nicht nur ein aktuelles Selbstbild von sich, sondern auch innere Bilder davon, wer man in Zukunft sein möchte. Oder auch nicht sein möchte. Und das sind die „possible selves". Diese „möglichen Selbste" („mögliche Ichs" würde besser klingen, aber „Selbste" ist halt der gängige wissenschaftliche Ausdruck) motivieren, lenken Entscheidungen und beeinflussen, was man für sich in der Zukunft für erreichbar hält. Drei dieser Selbste hat jede:r laut Markus und Nurius in sich:

Erstens: das **„Hoped-for Self"**. Das ist die Version von sich, die man sich wünscht. Also die Person, die man am liebsten sein würde. Zum Beispiel „eine Frau, die gelassen ist" oder „eine Frau, die finanziell unabhängig ist" oder „eine Frau, die kreativ arbeitet". Dieses „erhoffte Selbst" treibt einen durch positive Erwartungen an die Zukunft und an sich selbst an und kann damit aktives Handeln und Selbstwirksamkeit fördern. Und letztendlich auch die Lebenszufriedenheit steigern.

Zweitens: das **„Expected Self"**. Das ist das Selbst, das man realistischerweise bleibt, wenn man einfach so weitermacht wie bisher. Zum Beispiel „eine Frau, die immer noch in ihrem alten, etwas langweilig gewordenen Job festhängt" oder „eine Frau, die zu wenig Zeit für sich selbst hat". Diese Gedanken sind auf der einen Seite natürlich stabilisierend, weil sie auch eine Form der Sicherheit geben im Sinne von: „So wie es ist, ist es ja gar nicht soooo schlecht, damit kann ich wahrscheinlich weiterleben." Auch das erwartete Selbst kann motivieren, wenn man nämlich merkt, dass man es zumindest versuchen möchte, die eigene Situation doch ein wenig zu verbessern.

Dritten: das **„Feared Self"**. Das ist die Person, die man auf gar keinen Fall werden oder sein möchte: „eine einsame Frau ohne Beziehungen" oder „eine Frau, die im Alter von anderen abhängig ist" oder „eine Frau, die gesundheitlich angeschlagen ist". Diese Version vom eigenen Selbst ist natürlich keine schöne Vorstellung und scheint erst mal sehr beunruhigend. Sie kann aber gerade darum zum größten Antreiber werden, weil sie zeigt, was man auf keinen Fall im eigenen Leben haben will. Und daran kann man dann aktiv arbeiten.

Wenn man sich also diese drei Versionen von sich selbst bewusst macht, kann man sehr gut gegensteuern und sich fragen: Was müsste ich tun, damit mein „Expected Self" meinem „Hoped-for Self" ein Stück näherkommt? Und was müsste ich lassen, damit mein „Feared Self" nicht meine neue Realität wird und sich stattdessen für immer verabschiedet?

Auch hier wieder: Es geht nicht um eine Metamorphose der eigenen Person. Es geht darum, dass man selbst entscheiden kann, welche Version von sich selbst, die man eh schon im Kopf hat, man stärken und ihr mehr Raum geben möchte. Identität in der Lebensmitte ist nicht das, was man wird. Sie ist das, was man wiederfindet und zulässt (Himmel ... jetzt bringe ich demnächst wahrscheinlich doch noch einen Satz Affirmationskärtchen unter meinem Namen raus).

Ein Glas, ein paar Steine und etwas Bier

An dieser Stelle erzähle ich mal kurz eine kleine Geschichte. Die habe ich mir nicht selbst ausgedacht, aber so ganz genau weiß auch niemand, woher diese Geschichte eigentlich kommt.

Meist wird sie dem Management-Trainer Stephen Covey zugeschrieben, in dessen Bestseller „Die 7 Wege zur Effektivität“[127] sie auftauchte. Die Geschichte heißt „Glas des Lebens“ (im Original „Big rocks first“) und geht so:

Ein Professor steht vor seinen Student:innen und stellt ein großes leeres Glas auf den Tisch vor sich. Er nimmt ein paar große Felsbrocken, legt sie nacheinander in das Glas, bis kein weiterer mehr reinpasst, und fragt: „Ist das Glas voll?“ Die Studierenden antworten: „Ja.“ Daraufhin kramt der Professor eine Tüte mit Kieselsteinen aus seiner Tasche und schüttet sie in das Glas. Die Kieselsteine rutschen zwischen die großen Steine und der Professor fragt wieder: „Ist das Glas voll?“ Weil Student:innen ja nicht ganz blöde sind, antworten sie: „Wahrscheinlich nicht.“ Eine zweite Tüte erscheint in der Hand des Professors, dieses Mal eine mit Sand. Er schüttet ihn ebenfalls ins Glas und der Sand füllt die letzten kleinen Lücken zwischen den großen und den Kieselsteinen. „Und?“, fragt er, „Ist es jetzt voll?“ Ein zögerliches „vielleicht“ kommt aus den Sitzreihen und in diesem Moment öffnet der Professor eine Flasche Bier und gießt den Inhalt ins Glas (ich hab keine Ahnung, warum das unbedingt Bier sein musste, Wasser hätte es ja auch getan). Das Bier sickert in den Sand und jetzt ist das Glas tatsächlich voll. Ein Seminar wäre kein Seminar ohne Lerneffekt, also stellt der Professor eine letzte Frage: „Was lernen wir daraus?“ Ein Student antwortet: „Dass immer noch Platz ist, auch wenn man denkt, es geht nichts mehr rein.“ „Falsch“, sagt der Professor. „Die Lektion ist: Wenn man zuerst den Sand ins Glas füllt, ist kein Platz mehr für die Felsbrocken. Und die stehen für die Dinge im Leben, die wirklich wichtig sind und ohne die das Leben nicht vollständig wäre. Die Kieselsteine sind andere, etwas weniger bedeutsame Dinge wie Arbeit, Wohnung oder Auto. Der Sand steht für die kleinen Sachen, die uns sonst noch im Alltag passieren. Und das Bier? Das zeigt: Egal wie voll dein Leben scheint, es ist immer noch Platz für ein Bier mit Freunden.“ (Na ja, gut …)

Ob es nun Bier oder Wein oder irgendein anderes Kaltgetränk ist, das den Sand in dieser Metapher durchnässt, sie ist ein guter Bezug zur Wertearbeit in Kapitel 6. Denn genau das sind die großen Steinbrocken: Die drei, vier, fünf Werte, die einem so fundamental wichtig sind, dass sie in Zukunft mehr oder endlich überhaupt Platz im Leben bekommen sollen. Das können sein:

- Gesundheit (körperlich und psychisch)
- Authentizität/Ehrlichkeit
- tiefe Beziehungen
- Kreativität
- finanzielle Sicherheit/Unabhängigkeit
- Engagement
- Freiheit/Autonomie
- innere Ruhe/psychisches Wohlbefinden
- Gerechtigkeit/sich für etwas einsetzen
- persönliches Wachstum/Lernen

Die Kieselsteine gehören ebenfalls zum Leben dazu, aber sie sind halt keine Felsbrocken: Job, Wohnung, Auto, Finanzen, grundlegende Alltagsorganisation, soziale Verpflichtungen. Der Sand, das sind die vielen kleinen Dinge, die man sonst noch so tut und von denen einige jede Menge Zeit fressen, obwohl sie gleichzeitig nahezu überflüssig sind: durch Social Media scrollen, unterwegs E-Mails checken, auf Dramen in Familien- oder Schul-WhatsApp-Gruppen reagieren, Perfektionismus beim Küche-Aufräumen an den Tag legen, Rumgrübeln über Dinge, die man eh nicht ändern kann, Pflichtbesuche bei Verwandten usw. usf. Sie tun im Großen und Ganzen nicht weh, machen das Leben aber oft stressig und überfüllt. Und das Bier? Zeigt, dass am Ende immer noch Platz ist für schöne Dinge: Freunde, tanzen, albern sein, nichts tun, Sex haben.

Das Glas des Lebens

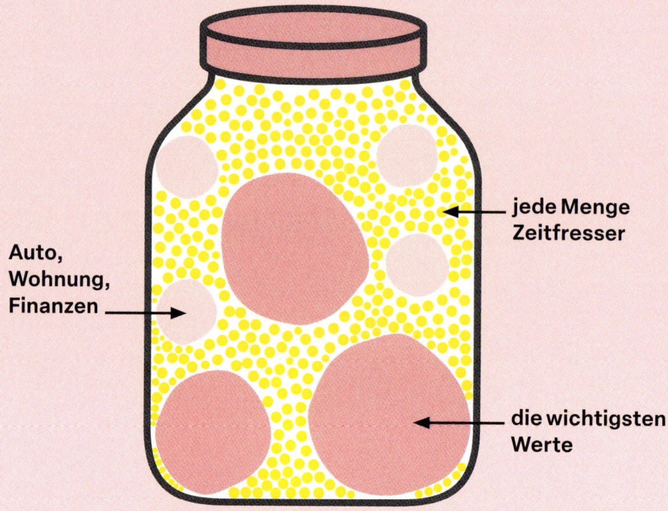

Und jetzt? Könnte man ja mal einen Blick auf das eigene Glas werfen. Wie viel Sand muss man ausschütten, damit die Werte, die man am meisten schätzt, wirklich alle unterkommen? Gäbe es eventuell den ein oder anderen Kieselstein, den man nicht (mehr) unbedingt braucht? Und sind die großen Brocken, die sich im eigenen Glas befinden, wirklich die, die man aus eigener Überzeugung reingeworfen hat, oder hat man sie da platziert, weil sie einem irgendwann mal jemand anderes in die Hand gedrückt und gesagt hat: „Das ist wichtig!"? Ich glaube nicht, dass man bei so einem „Check-up" tatsächlich das gesamte Glas ausschütten und noch mal von vorn befüllen muss. Aber ich denke, dass in sehr vielen Gläsern eine gewisse Menge Sand ist, die sich im Laufe der Jahre aus Pflichtgefühl, aus Gewohnheit, wegen eines gewissen Drucks von außen und manchmal auch aus Versehen dort angesammelt hat. Diesen Sand zu entfernen ist wahrscheinlich mit das Schwierigste, weil es bedeuten kann: Nein sagen, Menschen enttäuschen, Dinge loslassen, sich um manches einfach nicht mehr kümmern. Aber es lohnt sich eben auch, wenn man danach einen neuen Brocken ins Glas fallen lassen kann, der einem mehr bringt als der ganze Sand. Und am Ende ist dann auch einfach ein bisschen mehr neuer Platz für Bier.

Die Frage aus Kapitel 6 „Was sind meine Werte?" erweitert sich also zur Frage „Bekommen diese Werte auch wirklich genug Raum in meinem Leben?". Die amerikanische Psychologin Laura Carstensen hat mit ihrer „Socioemotional Selectivity Theory"[128] genau dieses Phänomen untersucht und herausgefunden: Je älter Menschen werden, desto umsichtiger gehen sie mit Zeit und Energie um. Oder anders: Man fokussiert sich mehr auf das, was emotional bedeutsam ist und investiert Zeit bewusster. Wohl weil einem die eigene Endlichkeit immer mehr ins Bewusstsein rückt. Gar nicht als Bedrohung, sondern als reine Tatsache: Meine Zeit ist begrenzt. Und darum kostbar.

Klar, wenn man mal optimistisch davon ausgeht, dass man das weibliche Durchschnittsalter von etwa 84 erreichen wird, kommen da noch 30 bis 35 Jahre. Das ist natürlich eine sehr lange Zeit. Wenn man sich aber dann auch klarmacht, WIE schnell die Zeit ab einem gewissen Alter zu vergehen scheint (ich für meinen Teil habe mittlerweile das Gefühl, Weihnachten ist zwei Mal im Jahr), ist es dann doch kein unendliches Zeitguthaben mehr, das einem da zur Verfügung steht. Man hat also irgendwie gleichzeitig sehr viel und zu wenig Zeit. Zumindest fühlt es sich so an.

Über die Tatsache, dass sich die Wahrnehmung von Zeit im Laufe des Lebens verändert, gibt es jede Menge Theorien, auf die ich hier gar nicht ausführlich eingehen will. Es hat was mit den eigenen Erinnerungen und der Dichte an Ereignissen in der ersten Lebenshälfte zu tun. Viel interessanter ist allerdings, wie Zeit und das Gefühl von Zufriedenheit zusammenhängen. Die US-amerikanische Psychologin Cassie Mogilner Holmes hat sich exakt damit beschäftigt. Ihre Studien zeigen: Menschen, die das Gefühl haben, über ihre Zeit frei bestimmen zu können, sind glücklicher als Menschen, die dieses Gefühl nicht erleben.[129] Mogilner nennt das „Time Affluence" – Zeitwohlstand. Und dieses Erleben ist völlig unabhängig davon, wie viel Zeit man tatsächlich zur Verfügung hat. Es geht vielmehr darum, womit man diese Zeit füllt und vor allem ob man selbst darüber entscheiden kann. Auch der deutsche Soziologe Jürgen P. Rinderspacher betont genau das: Nicht die Menge an Zeit ist ausschlaggebend, sondern die „Zeitsouveränität“, also das Gefühl, die einzige Bestimmerin über die eigene Zeit zu sein.[130]

Hört sich alles super an. Und logisch. Nur, woher nimmt man jetzt diesen „Zeitwohlstand“, wenn der Tag mit Verpflichtungen, To-dos und Anforderungen von außen so vollgeknallt ist, dass man manchmal nicht mal mehr zum Atmen kommt? Da finden sich ja nicht mal eben so zwei ungenutzte Stunden, über die man ab sofort frei verfügen kann. Mir fällt da der Text einer amerikanischen Personal Trainerin ein, in dem sie sozusagen „entlarvt“, wie viele Stunden Zeit in der Woche all diejenigen eigentlich für Sport und Bewegung übrig hätten, die gerne behaupten, ihnen würde dafür eben keine Zeit bleiben. Nachdem sie die Stunden fürs Schlafen, Essen, Sich-um-die-Familie-Kümmern, Putzen, Arbeiten und für soziale Verpflichtungen abgezogen hatte, blieben pro Woche noch mindestens vier Stunden über. Die in der Regel mit völlig sinnlosem Zeugs verbracht würden wie Social Media oder Onlineshopping oder damit, täglich einkaufen zu gehen, statt einmal in der Woche. Wenn man ehrlich wäre, hätte man die Zeit für Sport also sehr wohl – wenn man andere Prioritäten setzen und sich selbst und den eigenen Körper ein bisschen wichtiger nehmen würde.

Ich fand den Text an sich etwas sehr oberlehrerhaft und vorwurfsvoll, aber in der Sache hatte sie natürlich schon irgendwie recht: Man sollte versuchen, die Zeit anders zu nutzen. Nicht effizienter werden, nicht noch mehr schaffen, sondern genau das Gegenteil: weniger tun. Aber eben das Richtige. Das für sich selbst Richtige. Das, was dem eigenen Selbst am meisten entspricht.

Und da nehme ich die Kurve noch mal zurück zu Cassie Mogilner Holmes. Die hat nämlich noch etwas Weiteres, sehr Interessantes zu Papier gebracht: Dass Menschen das Gefühl haben, mehr Zeit zur Verfügung zu haben, wenn sie ihre Zeit anderen Menschen schenken. Also beispielsweise ein Ehrenamt übernehmen, jemandem mit der Lösung eines Problems helfen, den gebrechlichen Nachbarn unterstützen oder ihren Kindern oder Enkeln etwas beibringen. Erscheint zwar auf den ersten Blick paradox, weil man ja Zeit „ausgibt", statt welche „einzunehmen", ist aber auf den zweiten doch sehr einleuchtend – weil diese Zeit bedeutsam wird und man damit etwas bewirkt. Heißt unterm Strich: Zeitwohlstand entsteht nicht durch Effizienz, sondern schlicht und ergreifend durch Sinn.

Irgendwas soll bleiben

Dass mangelnde Sinnhaftigkeit auch für mich eine Motivation war, meinen Job zu kündigen, habe ich ja schon zur Genüge beschrieben, aber noch eins ist mir bewusst geworden: Ich möchte mit meinen nächsten Jahren nicht nur etwas Sinnvolleres machen, sondern auch etwas, das bleibt. Oder anders: Ich möchte etwas weitergeben.

Ja, ja, ich seh schon, wie jetzt mit den Augen gerollt wird. Ganz schön überheblich, sich einzubilden, die Welt habe nur auf das gewartet, was sie ihr gern zurücklassen möchte. Wie wichtig kann man sich eigentlich nehmen ... Tue ich gar nicht. Mein „weg von der Karriere, hin zum Sinn" ist nur ein typisches Beispiel für das, was der Entwicklungspsychologe und Psychoanalytiker Erik H. Erikson als „Generativität" bezeichnet hat. Erikson hat in einem Modell der „psychosozialen Entwicklung"[131] acht unterschiedliche Lebensphasen beschrieben und Phase 7 – „Generativität und Stagnation"[132] – findet in der Mitte des Lebens statt, round about zwischen 40 und 65. Dieser durchaus etwas anstrengende Begriff besagt nichts mehr als: Menschen in dieser Altersspanne haben das Bedürfnis, Wissen, Fürsorge, Erfahrungen oder Haltung weiterzugeben. Und damit ist jetzt nicht gemeint, noch schnell irgendwas auf die Beine zu stellen, wofür eine Straße in der eigenen Heimatstadt nach einem benannt wird und woran sich die Welt noch die nächsten 200 Jahre erinnert. Generativ zu sein umfasst auch viel kleinere Dinge: Es kann heißen, die Mentorin für jemanden im Job zu sein. Es kann heißen, einen Gemeinschaftsgarten für die Nachbarschaft anzulegen. Es kann heißen, eine Selbsthilfegruppe zu gründen. Es kann heißen, regelmäßig Zeit mit dem Patenkind zu verbringen. (Das mit dem eigenen Straßenschild kann man natürlich trotzdem probieren. Es gibt eh immer noch viel zu wenig deutsche Straßen, die nach Frauen benannt sind.)

Das Gegenteil von Generativität wäre nach Erikson Stagnation – also ein Zustand, in dem man das Gefühl hat, nichts Bedeutsames beizutragen und für den Rest seines Lebens nur um die eigenen Bedürfnisse und Probleme zu kreisen.

Zusammengefasst: Generativität bedeutet, für die nächste Generation zu sorgen – nicht nur im wörtlichen Sinne von Kinder großziehen, sondern auch im Sinne von: Wissen weitergeben, Werte vermitteln, andere unterstützen, etwas schaffen, das Bestand hat. Erikson meinte damit keineswegs, dass Generativität eine moralische Verpflichtung sei, also kein „das muss man jetzt tun". Er definierte es als psychologisches Bedürfnis, das zu mehr Lebenszufriedenheit und damit auch zu mehr psychischem Wohlbefinden führt.

Etwas mehr als Glück

Wohlbefinden. Vielleicht reduziert sich am Ende alles auf dieses eine Wort. Weniger geschnörkelt ausgedrückt: Eigentlich möchte man nichts weiter, als dass es einem gut geht. Dass man glücklich ist. Zufrieden. Dass man entspannt und gelassen ist mit dem eigenen Leben, eben dass insgesamt alles stimmt.

Ich weiß schon, jetzt muss man erst mal auseinanderklamüsern, was das eigentlich ist: Glück, Zufriedenheit, Wohlbefinden – das ist ja nicht alles dasselbe, auch wenn man die Worte sehr oft für dasselbe benutzt. Also hier ein Versuch, diese Zustände voneinander zu unterscheiden, ohne zu ausschweifend und zu kompliziert zu werden (und ohne Anspruch auf Vollständigkeit, dafür ist die Glücks- und Zufriedenheitsforschung einfach zu umfassend).

Glück oder glücklich sein, das man ja beides gern als höchstes Lebensziel formuliert, ist eigentlich nur ein vorübergehender Zustand, also ein kurzfristiges, emotionales Hoch, das ausgelöst wird durch Dinge wie: eine Gehaltserhöhung, mit der man nicht gerechnet hat, ein Heiratsantrag, die erste Leichtathletik-Urkunde vom eigenen Kind, der Aufenthalt im White-Lotus-Hotel auf Sizilien, das liebevoll ausgesuchte Geburtstagsgeschenk von der besten Freundin. Okay, hat man verstanden ...

Zufriedenheit ist viel stabiler und weniger emotional – hier geht es um die kognitive Bewertung des eigenen Lebens: „Ich find's gut, wie mein Leben läuft/bisher gelaufen ist." Zufriedenheit ist längerfristig, kann demnach auch ohne Glücksgefühle existieren und ist weniger stimmungsabhängig. Sie ist mehr so eine Art unterschwelliges Empfinden, dass das Fazit von allem eigentlich ziemlich positiv ausfällt.

Und jetzt kommt der dann doch etwas komplexere Zustand: das Wohlbefinden.

Wohlbefinden ist noch ein bisschen mehr als Glück und Zufriedenheit. Es umfasst sowohl die positiven Emotionen als auch die Lebenszufriedenheit – und zusätzlich noch etwas weiteres: Sinnhaftigkeit und Selbstverwirklichung. Die Psychologie unterscheidet dazu zwei unterschiedliche Arten von Wohlbefinden: das hedonische Wohlbefinden, das sich um Freude, Vergnügen und alles, was sich gut anfühlt, dreht und das eudaimonische Wohlbefinden, bei dem es um Sinn geht und darum, sein Potenzial zu entfalten (sehr frei übersetzt bedeutet Eudaimonia übrigens „das gute Leben", so hat Aristoteles den Begriff zumindest schon damals interpretiert).[133] Wohlbefinden entsteht also dann, wenn alles zusammenkommt: wenn man Sinn erlebt, glücklich ist und das Gefühl hat, dass das, was wirklich wichtig ist, im Leben auch präsent ist.

Die US-amerikanische Psychologin Carol D. Ryff hat, bereits 30 Jahre bevor das Thema „Well-being" so richtig „cool" (und sehr vermarktbar) wurde, versucht herauszufinden, was „psychological well-being"[134] ausmacht, also wie Menschen über eine momentane Stimmung oder kurzfristige Lebenszufriedenheit hinaus psychologisch „funktionieren". Entwickelt hat sie daraus sechs Dimensionen, die bis heute als Kern eines erfüllten Lebens gelten – besonders auch für die zweite Lebenshälfte.

Ein gutes Leben ist nach Ryff ausgewogen und ganzheitlich und berücksichtigt alle verschiedenen Aspekte des Wohlbefindens, statt sich auf einen bestimmten Teilbereich zu konzentrieren. Die sechs Dimensionen sind:

1. **Selbstakzeptanz:** sich selbst mögen mit allen Stärken UND Schwächen, die man hat, und auch der eigenen Vergangenheit positiv gegenüberstehen.

2. **Persönliches Wachstum:** sich weiterentwickeln, offen für neue Erfahrungen sein, das eigene Potenzial erkennen, mehr Selbsterkenntnis erlangen.

3. **Lebenssinn:** das Gefühl haben, dass gegenwärtiges und vergangenes Leben einen Sinn haben, Überzeugungen und Haltung haben, die einen durchs Leben tragen.

4. **Positive Beziehungen zu anderen:** warme und vertrauensvolle Beziehungen zu anderen Menschen pflegen, sich um das Wohlergehen anderer sorgen, empathisch sein, Zuneigung und Intimität zulassen.

5. **Umweltbewältigung:** das eigene Umfeld gestalten, Möglichkeiten für sich nutzen und den Anforderungen des Alltags gewachsen sein.

6. **Autonomie:** unabhängig und selbstbestimmt sein, indem man nach eigenen Überzeugungen und Motiven handelt, statt nach denen anderer Menschen.

Carol D. Ryff hat in ihrer Studie auch festgestellt, dass viele Menschen mit zunehmendem Alter in mehreren dieser Dimensionen zulegen – vor allem bei der Autonomie, der Selbstakzeptanz und im persönlichen Wachstum. Wie schön! Psychologisches Wohlbefinden ist gar kein Phänomen der Jugend, sondern – ganz im Gegenteil – es wächst und stabilisiert sich beim Älterwerden. Älter sein heißt selbstsicherer sein, unabhängiger, na, ich möchte es fast weiser sein nennen.

Bevor jetzt hier aber irgendein Druck entsteht: Niemand muss bei allen sechs Faktoren Höchstwerte erzielen, um sich wohlzufühlen. Das ist weder möglich noch nötig. Aber man kann die sechs Dimensionen wie eine Art Kompass nutzen. Ryffs Modell bietet keine schnellen Lösungen, aber Orientierung: Wo stehe ich gerade? Was fehlt mir? Wo will ich hin?

Wie steht's ums eigene Wohlbefinden?

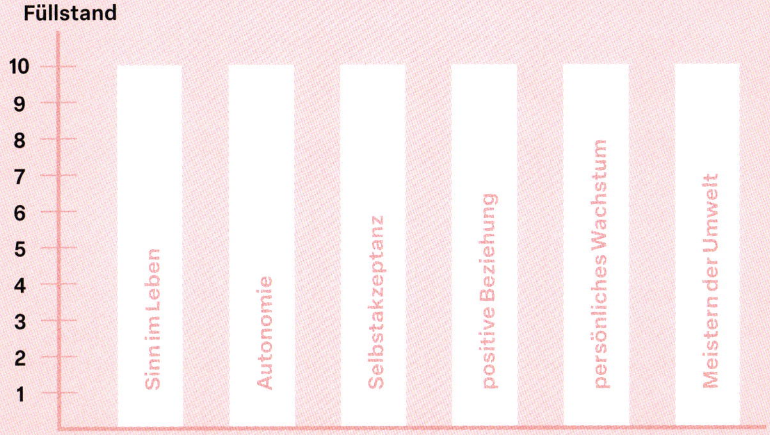

Der Ist-Zustand
Jede Säule in diesem Diagramm repräsentiert eine der sechs Dimensionen des psychologischen Wohlbefindens nach Carol D. Ryff. In jede Dimension beziehungsweise jede Säule wird der aktuelle Grad der Ausprägung eingetragen:

Die 10 steht für: Die Dimension ist maximal erfüllt/sehr stark ausgeprägt.
Die 1 steht für: Die Dimension ist kaum oder gar nicht ausgeprägt.

Fragen an sich selbst:
- Welcher Bereich zeigt im Moment die stärkste Ausprägung?
- Welche Verhaltensweisen oder Ressourcen im Leben tragen maßgeblich zu dieser Stärke bei?
- Welche äußeren Faktoren spielen ebenfalls eine Rolle?

Der Wunsch-Zustand
Im nächsten Schritt wird die Dimension ausgewählt, die man gern gezielt stärken möchte. Das muss nicht unbedingt diejenige sein, die aktuell am geringsten ausgeprägt ist. Wichtiger ist die Frage: Die Stärkung welcher Säule hätte den größten positiven Effekt auf mein Wohlbefinden? Es kann also sein, dass die niedrigste Säule auch erst mal so bleibt, weil das im Moment stimmig ist. Dann fängt man noch mal von vorn an und trägt in der zweiten Runde den Wert für die ausgewählte Dimension ein, den man sich wünschen würde.

Fragen an sich selbst:
- Was ist ein erster konkreter und machbarer Schritt, um diesem Wunschwert näherzukommen?
- Wie weit würde die Säule nach oben klettern, wenn dieser erste Schritt erfolgreich umgesetzt wäre?

Wichtig: Besser nicht fragen, wie man von einer 4 direkt auf eine 8 kommt, das schafft kein Mensch. Lieber schauen, welcher Schritt einen von einer 4 auf eine 4,5 oder 5 bringt. Dann den nächsten kleinen Schritt gehen, bis man seinen Wunschwert irgendwann erreicht hat.

Noch mehr hilfreiche Fragen an sich selbst, um die ausgewählte Säule zu füllen:
- Was hat dafür gesorgt, dass die Säule so gefüllt ist, wie sie aktuell ist?
- Wer oder was kann helfen, den Stand zu erhöhen?
- Was würde dafür sorgen, dass sich der Stand verringert?
- Welche Fähigkeit aus meiner stärksten Dimension könnte ich nutzen, um auch hier weiterzukommen?
- Wenn die Säule so groß ist, wie ich es mir wünsche, woran werde ich den Unterschied in meinem Alltag konkret spüren?
- Wie kann ich sicherstellen, dass dieser neue Wert stabil bleibt – sprich, wie mache ich den Fortschritt zu einer festen Gewohnheit?

(Übung, frei nach Carol D. Ryff)

Keine Ahnung, was jetzt kommt. Aber ich geh ihm einfach mal entgegen

Und jetzt? Weiß man also, dass Werte wichtiger sind als äußere Anpassung, dass Wohlbefinden offenbar das höchste Gut ist und Zeit so was wie die neue Währung im mittleren Alter. Aber was aus den nächsten 30 Jahren wird, ist irgendwie immer noch unklar.

Ich fürchte, das wird auch (vorläufig) so bleiben. Es sei denn, man findet ein klar umrissenes und ganz konkretes Ziel. Aber, sind wir mal ehrlich, das mit den Zielen ist ja so eine Sache. Erst mal ist es natürlich verlockend, ein richtiges handfestes Ziel zu haben – es bietet Klarheit, Motivation und oft auch eine Art von Kontrolle: Wenn man einmal weiß, was man will, dann weiß man in der Regel auch, wie man da hinkommt, und kann direkt losstarten. Also überlegt man sich einfach: Was möchte ich erreichen? In einem Jahr, in fünf Jahren, in zehn Jahren. Und dann macht man halt einen Plan (oder eine „Roadmap", wie das heute so schön heißt), den man abarbeitet, bis man am festgelegten Zielpunkt angekommen ist. Hat ja wahrscheinlich in der Vergangenheit oft auch sehr gut funktioniert. Karriereziele: erreicht, Familienziele: auch erreicht, finanzielle Ziele: mehr oder weniger erreicht. Nur: Wenn man sich zu so einem Ziel hingearbeitet und einen Haken dahinter gemacht hat, braucht man ja meist ein neues. Und dann noch eins. Und noch eins. Und wenn man keins mehr findet? Und – noch schlimmer – wenn man es gar nicht erst erreicht? Hat man versagt. Ist gescheitert. Fühlt sich unfähig. Wie wäre es also, das mit den Zielen ab jetzt einfach sein zu lassen?!

Wenn ich mir die letzten 30 Jahre meines Lebens noch mal bewusst durch den Kopf gehen lasse, muss ich feststellen: Ich habe tatsächlich noch NIE ein Ziel gehabt. Ich habe meinen beruflichen Werdegang nicht geplant. Ich wollte nie mit soundsoviel Jahren ein eigenes Haus oder zumindest eine Wohnung besitzen, und verheiratet sein bis 30 wollte ich auch nicht. Ich habe nicht geplant, in eine Großstadt zu ziehen, hab nie ein sportliches Ziel verfolgt und hatte auch keine Ambitionen bis 55 so viel Vermögen anzuhäufen, dass ich in den Ruhestand gehen kann (obwohl mir die Idee mittlerweile sehr gut gefällt – tja, zu spät). Ich möchte das keineswegs verwechselt wissen mit „ich bin komplett ehrgeizbefreit", aber die Dinge im Leben sind mir einfach mehr oder weniger passiert. Zwischendurch fand ich das durchaus auch mal zumindest bedenklich und hab mich ein bisschen gegrämt, so ziellos (oder sogar visionslos) durchs Leben zu laufen. Heute denke ich: „War doch gut so, hat ja trotzdem alles ganz gut geklappt." Unbewusst habe ich damit offenbar schon immer das Kompass-Modell[135] des australischen Psychologen Russ Harris verfolgt (ich verspreche, das ist jetzt auch wirklich die letzte Theorie, auf die ich in diesem Buch eingehe).

Harris ist einer der wichtigsten Vertreter der Akzeptanz- und Commitment-Therapie (ACT)[136], und die besagt – vereinfacht ausgedrückt –, dass man sich nicht so sehr an starren Zielen orientieren sollte, sondern lieber an Werten (da sind sie schon wieder). Weil Werte eine Richtung vorgeben (eben wie ein Kompass), in die man gehen kann, statt einen einzigen Fixpunkt, auf den man geradeaus zumarschiert. Das Entscheidende dabei: Man kommt nie an. Das Gute daran: Man muss auch gar nicht ankommen.

Ein paar Beispiele:

„Ich will bis Ende des Jahres zehn Kilo abnehmen" ist ein hehres Ziel. Aber eins, das mit viel Arbeit und Verzicht verbunden ist. Und vor allem eins, mit dem man sich schön unter Druck setzt. Wenn man es bis Ende des Jahres nicht geschafft hat, fühlt man sich frustriert und undiszipliniert. Wenn man dagegen eine neue Richtung für sich einschlägt à la: „Ich will mich um meine Gesundheit und meinen Körper kümmern", kann man immer wieder (neue) Schritte in diese Richtung gehen und unterschiedliche Wege für sich finden. Ein „Fertig" gibt's da nicht. Und damit auch kein Risiko zu scheitern.

Oder hier:

Ziel: „Wenn die Kinder aus dem Haus sind, trenne ich mich von meiner/m Partner:in." Aber was, wenn die Kinder weg sind und man den Mut immer noch nicht findet? Was, wenn man sich trennt, und es fühlt sich plötzlich falsch an? Vielleicht also lieber diese neue Richtung einschlagen: „Ich will eine Beziehung, in der ich mich gesehen fühle. Ich will keine Beziehung mehr aushalten, die mich unglücklich macht." Wie ich dahin komme, ist erst mal offen. Paartherapie, getrennte Wohnungen, über Themen sprechen, die man jahrelang vermieden hat, was auch immer. Vielleicht ist das Ergebnis dasselbe wie beim genannten Ziel, vielleicht aber auch eine Alternative, die man erst auf dem Weg entdeckt.

Man merkt es schon an diesen beiden Beispielen: Eine Richtung ist irgendwie großzügiger und gnädiger als ein Ziel. Ziele sind konkret. Richtungen sind offen. Ein Ziel kann scheitern. Eine Richtung nicht. Die bleibt auch dann bestehen, wenn sich ein Vorhaben verändert oder wegfällt. Oder wenn man mal aus Versehen eine Extrakurve nimmt. Und Richtungen sind zeitflexibler, was am Ende auch aufs Konto „Zeitwohlstand" einzahlt.

Wenn man eine Richtung einschlägt, statt sich einen Zehnpunkteplan zu machen, nimmt man ernst, dass vieles einfach nicht planbar ist. Oder anders: dass die eigene Zukunft am Ende halt keine To-do-Liste ist, sondern eine Ansammlung von kleinen und größeren (und vor allem auch richtigen und weniger richtigen) Entscheidungen.

Man kennt nicht das Ziel. Dafür aber die Richtung.

Die Lebenskurve

Bevor man sich die neue Richtung aussucht, könnte man ja mal einen Blick darauf werfen, in welche anderen Richtungen man schon so gegangen ist, und die eigene Lebenskurve zeichnen. Und wenn es nur deshalb ist, um zu sehen, dass da auch schon ganz schön viel Gutes passiert ist. Oder nicht ganz so Gutes, aus dem man aber mit eigener Stärke wieder rausgekommen ist.

So geht's:
Auf einem Blatt Papier (im Querformat) links unten den Tag der Geburt markieren, rechts das aktuelle Alter (das ist quasi die x-Achse). Auf der y-Achse werden die Zahlen von 1 bis 10 eingezeichnet. 1 steht für „Da war gerade alles ziemlicher Mist", 10 für „absolutes Lebenshoch". Jetzt die hervorstechenden und wirklich wichtigen Ereignisse des Lebens markieren: Wann ging es mir richtig gut? Wann ging es mir schlecht? Und wann plätscherte die Stimmung eher so vor sich hin? Dann die einzelnen Punkte miteinander zur Lebenskurve verbinden.

Die Anzahl der Ereignisse ist total individuell. Schulabschluss, erster Job, Beziehungen, Trennungen, Krisen, Erfolge, Verluste bieten sich natürlich an, es darf aber alles drauf, was für einen persönlich wichtig war.

- Wie viele Hochs und Tiefs gab es?
- Wie oder mit welcher Fähigkeit bin ich aus den Tiefs wieder herausgekommen?
- Was war das Besondere an den Hochs?
- Was habe ich in den Tiefs über mich gelernt?
- Und was in den Hochs?

- Hat meine Kurve ein Muster (geht sie zum Beispiel nach Veränderungen immer nach oben oder unten)?
- Was kann ich aus den Hochs für die Zukunft mitnehmen?
- Welche Ressourcen habe ich heute, die ich damals vielleicht nicht hatte?
- Welche Entscheidungen haben mein Leben am meisten beeinflusst?
- Gibt es Tiefs, die ich damals als schlimm empfand, heute aber ganz anders bewerte?
- Gibt es Hochs, die im Rückblick gar nicht so bedeutend waren?
- Welche Hochs würde ich mir noch wünschen?
- Würde ich mit den Tiefs heute anders umgehen können?

Ausstieg

So. Kurz vor Schluss. Dieses Buch nähert sich dem Ende und ich stelle fest: Eigentlich geht es gar nicht so sehr um die Wechseljahre, sondern vielmehr um das ganze Leben drumherum. Beziehungen, die sich verändern, Berufe, die nicht mehr passen, Kinder, die ausziehen oder im gleichen Hormonrausch sind wie man selbst, Eltern, die erkranken, sterben oder zumindest sehr, sehr dickköpfig werden. Dazu Daily-Stress, Verpflichtungen, ein voller Terminkalender, Existenzangst, Gesundheit, Gefühle, Vergangenheit, Zukunft und so weiter. Und die Wechseljahre mit all ihren psychischen und physischen Auffälligkeiten als kleine rote Kirsche obendrauf. Machen wir uns also nichts vor – die Mitte des Lebens kann eine ziemlich harte Zeit sein.

Ob dieses Buch einem da durchhilft? Vielleicht. Aber ganz sicher nicht durch alles und schon gar nicht als einzige Stütze. Weil am Ende – wie bei den meisten Dingen im Leben – ganz einfach niemand weiß, wie es wirklich richtig geht. Und weil es eben nicht DIE Lösung, DEN Weg oder DAS Rezept für das alles gibt.

Was es aber vielleicht gibt, sind ein paar Dinge, die man sich zwischendurch immer wieder ins Gedächtnis rufen kann, wenn es gerade mal wieder extra herausfordernd ist:

1. Sei freundlich zu dir selbst

Du bist nicht durchgeknallt, du bist nicht schwach, du bist auch nicht hysterisch oder stellst dich nur etwas an (ab jetzt sag ich doch noch „du", weil's noch mal ganz persönlich wird) – du bist in einem körperlichen Ausnahmezustand (darum heißt das Buch ja auch so ...). Dass dir deine beiden wichtigsten Sexualhormone Östrogen und Progesteron flöten gehen, hat nicht nur Einfluss auf deinen Zyklus und deine Fruchtbarkeit, sondern auch auf dein Gehirn, deine Stimmung, deinen Schlaf, deinen Appetit, deinen Stoffwechsel, deine Gelenke, dein Herz, deine Knochen, deine Muskeln, dein Stressempfinden, dein Gedächtnis, deine Gefühle – da darf man vielleicht auch mal ausflippen, oder? Für den Fall also, dass du deinen Kollegen anschreist, weil er zu laut atmet, dir nicht einfällt, wo du vor zwei Stunden dein Auto abgestellt hast oder du im Restaurant in Tränen ausbrichst, weil Gericht 2 auf der Mittagskarte aus ist – alles ganz normal.

Auch wenn es Frauen gibt, die das große Glück haben, ohne größere Probleme durch die Wechseljahre zu kommen (meine Freundin Betty behauptet bis heute, sie habe ihre schlichtweg verpasst – lucky you, Betty!) – du bist nicht allein. Auch die patente, gut gelaunte Mittfünfzigerin aus der Instagram-Bubble struggelt jede Nacht mit Schlafmangel und monströser Müdigkeit. Auch die schlanke, durchtrainierte Mutter, die perfekt gestylt zu jedem Elternabend kommt, steht vorm Küchenschrank und löffelt Nutella direkt aus dem Glas. Und auch das seit 25 Jahren glücklich verheiratete Paar aus dem Freundeskreis hat eventuell seit drei Jahren keinen Sex und sich beim Abendessen nicht mehr viel zu sagen. Same Shit everywhere!

2. Komm runter

Das Wort „Menopause“ hat seinen Ursprung im Griechischen und setzt sich zusammen aus „ménos“ = Monat und „pausis“ = Ende, Stillstand. Darum steht „Menopause“ für die letzte Monatsblutung im Leben einer Frau. Ich habe mich allerdings schon öfter gefragt, ob dieses Wort nicht eventuell auch noch so eine Art versteckte Botschaft enthält – nämlich die, doch endlich mal zur Ruhe zu kommen. Entspannen, eine Auszeit nehmen, nichts tun, Muße haben, anhalten – es gibt ziemlich viele Begriffe für das, was die meisten eigentlich so gut wie nie machen: eben eine Pause. Wir alle sind darauf konditioniert, immer „an“ zu sein und durchzuhalten, es muss ja auch ständig noch eine Spülmaschine leer geräumt, ein Kindergeburtstag organisiert, eine Schwiegermutter beruhigt oder eine Kollegin vertreten werden. Aber eine Pause ist – oh, Wunder – gar keine Belohnung. Sie ist ein Recht. Und spätestens jetzt sogar so eine Art Pflicht dem Körper und der Seele gegenüber. Man muss es sehen wie im Spitzensport: Wer regelmäßig hart trainiert, braucht regelmäßig Regeneration. Muskeln bauen sich nämlich nur dann auf, wenn sie Zeit und Ruhe dazu haben. Und genau dasselbe gilt für den Kopf: Emotionen und Resilienz können sich nur ordnen beziehungsweise wachsen, wenn du dir ab und zu erlaubst, dass der Wahnsinn des Alltags auch mal ein Break hat.

3. Liebe deinen Körper

Die Beziehung von Frauen zu ihren Körpern hat die wunderbare britische Schauspielerin Emma Thompson in der US-Fernsehshow „The Late Show with Stephen Colbert" mal so beschrieben: „Man sieht sich im Spiegel und findet schrecklich, was man sieht. [...] Und dann entscheidet man sich, seine ganze Leidenschaft, seine Energie, seine Neugier, sein ganzes Geld und seinen Lebenszweck damit zu verschwenden, sich ständig Gedanken um seinen Körper zu machen."[137] Das ist natürlich sehr ironisch, aber auch sehr wahr. Und auch, wenn es leichter ist, es zu sagen (in diesem Fall zu schreiben), als es auch wirklich zu tun: Es ist Zeit, endlich tatsächlich etwas FÜR den Körper zu tun, statt weiter gegen ihn zu kämpfen. Hör ihm zu, fütter ihn, beweg ihn, lass ihn ausruhen und sei ihm ab und zu auch einfach mal dankbar. Der weibliche Körper ist ein großes Wunder (wer das nicht glaubt, lese bitte das ganz und gar fantastische Buch „Das große Gynbuch" der Gynäkologin Mandy Mangler[138]), versöhn dich mit ihm, sei stolz auf ihn, feier ihn. Und nutze deine Zeit für bessere Dinge, als sie für ewige Daueroptimierung zu verschwenden. Denn am Ende ist es doch so, wie es die britische Coachin Roxie Nafousi in einem Podcast formulierte: „Niemand wird auf deiner Beerdigung stehen und sagen: ‚Sie sah so gut aus im Bikini.' Niemand wird sich an deinen flachen Bauch, deine Oberschenkellücke oder deine Kleidergröße erinnern. Die Leute werden sagen: ‚Erinner dich an den Trip nach Lissabon, den wir zusammen gemacht haben. An die Nächte, in denen wir ausgegangen sind. An ihr Lachen, an die Art, wie sie Menschen begegnet ist.' [...] Also umarm alles, was das Leben dir vor die Füße wirft: Iss die Pizza, trink den Cocktail, küss die Männer.“ Recht hat sie!

4. Sag Nein

Östrogen hat fast überall im Körper seine Finger im Spiel – man möchte fast sagen: leider, denn genau darum kann es so viele negative Folgen für die Gesundheit haben, wenn sich das Hormon verabschiedet. Ein Gutes hat es dann aber doch: Studien deuten an, dass Östrogen die Wirkung von Oxytocin (das ist das „Kuschelhormon“) verstärken und Empathie und Fürsorge fördern kann und so das Harmoniebedürfnis steigt[139] – nicht umsonst wird es auch das „Kümmer-Hormon“ genannt und ist in der Schwangerschaft besonders hoch. Man merkt, worauf ich hinauswill, oder? Mit sinkendem Östrogenspiegel sinkt nämlich eventuell auch genau das: die Bereitschaft, sich zu kümmern, beziehungsweise es dauernd allen recht machen zu wollen. Beste Voraussetzung, endlich öfter Nein zu sagen, oder?

Natürlich ist das sauschwer. Man will niemanden enttäuschen, man will keine Diskussionen anzetteln, man will nicht als undankbar gelten, als egoistisch oder zickig erscheinen und erst recht nicht als nur durchschnittlich engagiert. Aber: Ein „Nein“ ist keine Ablehnung. Es ist ein Schutz der eigenen Ressourcen, des Selbstwerts, der eigenen Grenzen und auch der eigenen Regeneration (siehe oben). Und was am Ende ganz erstaunlich ist: Die Welt geht nach einem Nein gar nicht unter (außer vielleicht für den Empfänger, weil der seine Sachen jetzt mal allein regeln muss).

5. Sprich es aus

Es gibt Redewendungen, die sind richtig doof: „Schmerz ist Schwäche, die den Körper verlässt“ zum Beispiel – sehr beliebt bei Leuten, die ihr halbes Leben im Fitnessstudio verbringen. Oder: „Eigenlob stinkt“ – auch Quatsch, macht ja sonst niemand ... Aber es gibt auch welche, die stimmen hundertprozentig: „Geteiltes Leid ist halbes Leid“ ist so eins. Also raus mit allem, was dich in der Mitte des Lebens belastet, beschäftigt und ratlos macht. Schweigen ist nicht Gold, Schweigen ist ganz großer Mist. Alle anderen kommen auch nicht besser klar als man selbst, das kriegt man nur nicht mit, wenn nie jemand drüber spricht. Erzähl's deinen Freund:innen, deinem Mann, deinen Kindern, deiner Frau, rede mit deiner Mutter, wenn sie noch in deinem Leben ist. Besonders mit der. Mütter nerven, Mütter verstehen nicht (mehr) alles, aber Mütter sind auch weise. Die waren nämlich auch in den Wechseljahren und hatten eine Mitte des Lebens und auf beides können sie bereits zurückblicken und weitergeben, was sie daraus gelernt haben.

Und selbst für den Fall, dass all diese Menschen, mit denen man dann redet, am Ende auch keinen Schimmer haben, was eine gute Lösung sein könnte – oft reicht ja auch schon ein „Ich weiß“, wenn man sagt: „Es ist gerade alles so anstrengend.“

6. Sei schlecht gelaunt

Wie ich selbst vor etwa 150 Seiten berichtet habe: Durch die schwankenden Hormonspiegel in der Perimenopause gerät auch stimmungstechnisch einiges durcheinander, weil genau diese Schwankungen die Botenstoffe im Gehirn beeinflussen können, die fürs Gemüt verantwortlich sind. Da kann es also schon mal passieren, dass man augenblicklich alles niederbrennen möchte, wenn man morgens in die U-Bahn steigt. Ich muss allerdings gestehen: So richtig passt es mir nicht in den Kram, dass die (schlechten) Stimmungslagen von Frauen – und zwar nicht nur von denen zwischen 40 und 55 – permanent und ausschließlich mit irgendeiner Hormon(schief)lage erklärt werden. Denn: MAN DARF AUCH EINFACH SO SCHLECHT GELAUNT SEIN. Eben weil man gerade will. Man darf rumschreien, heulen, aus der Haut fahren, pampig sein, wütend, ungerecht, nervig, beleidigt, weinerlich, ängstlich und blöd. Gründe dafür gibt's schließlich mehr als genug.

Negative Gefühle sind genauso gut wie positive, auch wenn sie anderen (und vor allem Männern) gegen den Strich gehen, weil sie die sonst so bequeme Ordnung durcheinanderbringen. Und sie müssen an die frische Luft, weil sie einem sonst im Hals stecken bleiben. Oder im Herz. Außerdem ist man eben einfach auch nur ein Mensch. Und entschuldigen kann man sich irgendwann immer noch, wenn's dann unbedingt sein muss.

7. Hör auf dich und sei, wer du bist

Es gibt Dinge im Leben, die weiß man einfach nicht. Wie ein Elektronenspektrometer funktioniert zum Beispiel. Wie die Hauptstadt von Palau heißt. Oder warum Sarah Ferguson immer noch an der Seite von Prince Andrew durchs Leben läuft (ja, ich weiß, der ist jetzt kein Prinz mehr). Aber für eins ist wirklich JEDE Frau eine Expertin: für sich selbst.

Du bist die Einzige, die weiß, wie es dir geht. Wenn du das Gefühl hast, etwas stimmt nicht, dann ist das so. Nur du kennst das, was du brauchst und was dir gestohlen bleiben kann. Und du weißt, wer und wie du gern sein möchtest. Also: HÖR AUF DICH! Denn sind wir mal ganz ehrlich, es ist auch in der Mitte des Lebens für Frauen nicht anders als vorher: Man macht eigentlich eh ständig alles falsch. Färbt man sich die Haare nicht mehr und trägt keine Shape-Wear, hat man sich aufgegeben. Lässt man sich Botox spritzen und malt sich die Lippen feuerrot an, ist man verzweifelt. Schmeißt man seine hart erkämpfte Position im Job und schreibt sich noch mal an der Uni ein, ist man verantwortungslos, weil man noch halbwüchsige Kinder hat. Bleibt man im schnöden Halbtagsjob und kocht jeden Abend für die Familie, ist man nicht emanzipiert. Entscheidet man sich dafür, allein als Single-Frau zu leben, ist man wahrscheinlich schwierig und hat darum keinen abgekriegt. Datet man mit 50 zehn Jahre jüngere Männer ... äh ja. Sehen wir es mal so: Wenn man es eh keinem recht machen kann mit dem, was man tut, kann man ja einfach machen, was man will. Niemand verleiht einem eine Medaille, weil man es „richtig" gemacht hat.

Also: SEI, WER DU BIST! (Und Atmen nicht vergessen!)

Literaturverzeichnis

Kapitel 1

1. McCall, D. (2022). *Menopausing.* London: Harper Collins Publishers.
2. De Liz, S. (2020). *Woman on Fire.* München: Rowohlt Polaris.
3. Perrig-Chiello, P. (2024). *Own your Age.* Weinheim: Beltz.
4. Statistisches Bundesamt (2025). *Entwicklung der Lebenserwartung in Deutschland.* Wiesbaden. https://www.destatis.de/DE/Themen/Gesellschaft-Umwelt/Bevoelkerung/Sterbefaelle-Lebenserwartung/sterbetafel.html (aufgerufen am 27.11.2025)
5. Statistisches Bundesamt (o. J.). *Sterbefälle und Lebenserwartung.* Wiesbaden. https://www.destatis.de/DE/Themen/Gesellschaft-Umwelt/Bevoelkerung/Sterbefaelle-Lebenserwartung/_inhalt.html (aufgerufen am 19.11.2025)
6. Stein, M. [@miriamyungmin]. (o. D.). https://www.instagram.com/miriamyungmin/ (aufgerufen am 19.11.2025)
7. Merz, F., Dobrindt, A. & Fraktion der CDU/CSU. (2024). *Gesamtgesellschaftliches Bewusstsein für die Wechseljahre der Frau – Für eine nationale Menopausenstrategie.* [Antrag der Fraktion der CDU/CSU]. Deutscher Bundestag, Drucksache 20/12983 vom 24.09.2024. https://dserver.bundestag.de/btd/20/129/2012983.pdf (aufgerufen am 27.11.2025)
8. Institut für Qualität und Wirtschaftlichkeit im Gesundheitswesen (IQWiG). *Was sind Hormone und welche Aufgaben haben sie?* https://www.gesundheitsinformation.de/was-sind-hormone-und-welche-aufgaben-haben-sie.html (aufgerufen am 27.11.2025)
9. Zieren, H. U. (o. D.). *Schilddrüse und Kinderwunsch.* Deutsches Schilddrüsenzentrum. https://www.deutsches-schilddruesenzentrum.de/wissenswertes/schilddruese-und-kinderwunsch (aufgerufen am 27.11.2025)
10. Forum Schilddrüse (o. D.). *Schilddrüsenfunktion und Wechseljahre.* https://www.forum-schilddruese.de/service/schilddruese-news/schilddruese-news-2018/schilddruesenfunktion-und-wechseljahre (aufgerufen am 27.11.2025)
11. Kamba, A., Daimon, M., Murakami, H. et al. (2016). Association between Higher Serum Cortisol Levels and Decreased Insulin Secretion in a General Population. *PLoS ONE, 11*(11), e0166077. https://doi.org/10.1371/journal.pone.0166077 (aufgerufen am 27.11.2025)
12. Abdalla, M. M. I. & Jegasothy, R. (2020). Role of Ghrelin in Postmenopausal obesity. International Journal of Women's Health and Reproduction Sciences, 8(2), 119-124. https://www.ijwhr.net/pdf/pdf_IJWHR_448.pdf (aufgerufen am 19.11.2025)
13. Deutsche Menopause Gesellschaft e.V. (o. D.). *Was ist die Menopause?* https://www.menopause-gesellschaft.de/was-ist-die-menopause (aufgerufen am 19.11.2025)
14. Dresden, D. (2023). What causes mood swings during menopause? Medical News Today. https://www.medicalnewstoday.com/articles/317566 (aufgerufen am 19.11.2025).
15. De Liz, S. (2020). *Woman on Fire. Alles über die fabelhaften Wechseljahre.* München: Rowohlt Polaris.
16. Fenton, A. (2021). Weight, Shape, and Body Composition Changes at Menopause. *Journal of Mid-Life Health, 12*(3), 187-192. https://doi.org/10.4103/jmh.jmh_123_21 (aufgerufen am 19.11.2025)
17. Slaughter-Acey, J.,Khalaf, A. & Dhillon, M., *The Real State of Beauty: A Global Report*. Dove (2014). https://assets.unileversolutions.com/v1/125436646.pdf (aufgerufen am 27.11.2025)
18. GGS Academy, www.girlsgonestrong.com (aufgerufen am 27.11.2025)
19. Austin, D. (2025, 30. Juni). *Eating disorders are on the rise in older women – and menopause is playing a role.* National Geographic. https://www.nationalgeographic.com/health/article/eating-disorders-women-menopause (aufgerufen am 27.11.2025)

20. Hanson, R. (2013): *Hardwiring Happiness: The New Brain Science of Contentment, Calm, and Confidence.* New York City: Harmony Books.
21. Monachesi, B., Grecucci, A., Ahmadi Ghomroudi, P. & Messina, I. (2023). Comparing reappraisal and acceptance strategies to understand the neural architecture of emotion regulation: a meta-analytic approach. *Frontiers in Psychology, 14*, 1187092. https://doi.org/10.3389/fpsyg.2023.1187092 (aufgerufen am 27. 11. 2025)
22. Schutte, N. S., & Malouff, J. M. (2011). Emotional intelligence mediates the relationship between mindfulness and subjective well-being. *Personality and Individual Differences*, 50(7), 1116–1119. https://doi.org/10.1016/j.paid.2011.01.037 & Jiménez-Picón, N., Romero-Martin, M., Ponce-Blandón, J., Ramirez-Baena, L., Palomo-Lara, J. & Gómez-Salgado, J. (2021). *The relationship between mindfulness and emotional intelligence as a protective factor.* Int J Environ Res Public Health, 18(10), 5491. https://doi.org/10.3390/ijerph18105491 (aufgerufen am 27. 11. 2025)
23. Paliliunas, D., Belisle, J. & Dixon, M.R. A. (2018). A Randomized Control Trial to Evaluate the Use of Acceptance and Commitment Therapy (ACT) to Increase Academic Performance and Psychological Flexibility in Graduate Students. *Behavior Analysis Practice 11*, 241–253. https://doi.org/10.1007/s40617-018-0252-x (aufgerufen am 27. 11. 2025)

Kapitel 2

24. United Nations. (2025). Die zehn glücklichsten Länder der Welt im Jahr 2025. Zitiert nach Statista Research Department. https://de.statista.com/statistik/daten/studie/817960/umfrage/top-10-der-gluecklichsten-laender-weltweit/ (aufgerufen am 19.11.2025)
25. Seligman, M. E. P. & Csikszentmihalyi, M. (2000). Positive psychology: An introduction. *American Psychologist*, 55(1), 5–14. https://doi.org/10.1037/0003-066X.55.1.5 (aufgerufen am 19. 11. 2025)
26. Ezawa, I. D. & Hollon, S. D. (2023). Cognitive Restructuring and Psychotherapy Outcome: A Meta-Analytic Review, *Psychotherapy (Chicago, Ill.)*, *60*(3), 396–406. https://doi.org/10.1037/pst0000474 (aufgerufen am 27. 11. 2025)
27. Diniz, G., Korkes, L., Tristão, L. S., Pelegrini, R., Bellodi, P. L., & Bernardo, W. M. (2023). The effects of gratitude interventions: a systematic review and meta-analysis. *Einstein (Sao Paulo, Brazil)*, *21*, eRW0371. https://doi.org/10.31744/einstein_journal/2023RW0371 (aufgerufen am 27. 11. 2025)
28. *Dfarhud, D., Malmir, M., & Khanahmadi, M. (2014).* Happiness & Health: The Biological Factors – Systematic Review Article. *Iranian Journal of Public Health, 43*(11), 1468-1477. https://www.ncbi.nlm.nih.gov/pmc/articles/PMC4449495 (aufgerufen am 26.11.2025)
29. Nicolson, N. A., Peters, M. L. & in den Bosch – Meevissen, Y. M. C. (2020). Imagining a positive future reduces cortisol response to awakening and reactivity to acute stress. *Psychoneuroendocrinology, 116*(2020), 104677. https://doi.org/10.1016/j.psyneuen.2020.104677 (aufgerufen 26.11.2025)
30. @wexxeljahre, @nobodytoldme, @drsheiladeliz, @dr.med.judith_bildau, @nowshine, @doktor.katharina [Instagram-Accounts]
31. Šimić, G., Tkalčić, M., Vukić, V., Mulc, D., Španić, E., Šagud, M., Olucha-Bordonau, F. E., Vukšić, M., & R Hof, P. (2021). Understanding Emotions: Origins and Roles of the Amygdala. *Biomolecules, 11*(6), 823. https://doi.org/10.3390/biom11060823 (aufgerufen am 26.11.2025)
32. Brescoll, V. L. & Uhlmann, E. L. (2008). Can an Angry Woman Get Ahead?: Status Conferral, Gender, and Expression of Emotion in the Workplace. *Psychological Science, 19*(3), 268-275. https://doi.org/10.1111/j.1467-9280.2008.02079.x (aufgerufen am 26.11.2025)
33. Du, Y., Yang, Y., Wang, X., Xie, C., Liu, C., Hu, W. & Li, Y. (2021). A Positive Role of Negative Mood on Creativity: The Opportunity in the Crisis of the COVID-19 Epidemic. Frontiers in Psychology, *11*(2021). https://doi.org/10.3389/fpsyg.2020.600837 (aufgerufen am 26.11.2025)

34. Forgas, J. P. (2013). *Don't Worry, be Sad! On the Cognitive, Motivational, and Interpersonal Benefits of Negative Mood. Current Directions in Psychological Science, 22*(3). https://doi.org/10.1177/0963721412474458 (aufgerufen am 26.11.2025)
35. Husain, W., Wasif, S., & Fatima, I. (2023). Profanity as a Self-Defense Mechanism and an Outlet for Emotional Catharsis in Stress, Anxiety, and Depression. *Depression research and treatment, 2023, 8821517.* https://doi.org/10.1155/2023/8821517 (aufgerufen am 26.11.2025)
36. Fredrickson, B. L., Tugade, M. M., Waugh, C. E., & Larkin, G. R. (2003). What Good Are Positive Emotions in Crises? A Prospective Study of Resilience and Emotions Following the Terrorist Attacks on the United States on September 11th, 2001. *Journal of personality and social psychology, 84*(2), 365–376. https://doi.org/10.1037//0022-3514.84.2.365 (aufgerufen 26.11.2025)
37. Zhang, C. Q., Leeming, E., Smith, P., Chung, P. K., Hagger, M. S., & Hayes, S. C. (2018). Acceptance and Commitment Therapy for Health Behavior Change: A Contextually-Driven Approach. *Frontiers in Psychology, 8,* 2350. https://doi.org/10.3389/fpsyg.2017.02350 (aufgerufen am 26.11.2025)
38. David, S. (2017). *The gift and power of emotional courage* [Video]. TED Conferences. https://www.ted.com/talks/susan_david_the_gift_and_power_of_emotional_courage (aufgerufen am 26.11.2025)
39. Heffernan, M. (2023, 23. April). Embrace the unknown: the benefits of learning to live with uncertainty. *The Guardian.* https://www.theguardian.com/lifeandstyle/2023/apr/23/embrace-the-unknown-the-benefits-of-learning-to-live-with-uncertainty (aufgerufen am 26.11.2025)
40. Dweck, C. S. & Yeager, D. S. (2019). Mindsets: A View From Two Eras. *Perspectives on Psychological Science: a journal of the Association for Psychological Science, 14*(3), 481–496. https://doi.org/10.1177/1745691618804166 (aufgerufen am 26.11.2025)
41. Galambos, N. L., Krahn, H. J., Johnson, M. D., & Lachman, M. E. (2020). The U Shape of Happiness Across the Life Course: Expanding the Discussion. *Perspectives on Psychological Science: a journal of the Association for Psychological Science, 15*(4), 898–912. https://doi.org/10.1177/1745691620902428 (aufgerufen am 26.11.2025)
42. Meier, L. L., Orth, U., Denissen, J. J. A., & Kühnel, A. (2011). *Age differences in instability, contingency, and level of self-esteem across the life span.* Journal of Research in Personality, *45(6)*, 604-612. https://doi.org/10.1016/j.jrp.2011.08.008 (aufgerufen am 26.11.2025)
43. Miwa, K. (2025). *Small but Certain Happiness in Daily Life: Structure and Relation with Well-Being. Journal of Happiness Studies, 26*(63). https://doi.org/10.1007/s10902-025-00896-2 (aufgerufen am 26.11.2025)
44. Fredrickson, B. L. (2001). The Role of Positive Emotions in Positive Psychology: The Broaden-and-Build Theory of Positive Emotions. *American Psychologist, 56*(3), 218–226. https://peplab.web.unc.edu/wp-content/uploads/sites/18901/2018/11/fredricksonampsyc2001.pdf (aufgerufen am 26.11.2025)
45. Freedman, J. (2025, 19. Mai). *3 Practical Steps to Build Optimism Skills in a Time of Uncertainty.* Six Seconds. https://www.6seconds.org/2025/05/19/3-practical-steps-to-build-optimism-skills-in-a-time-of-uncertainty/ (aufgerufen am 26.11.2025)

Kapitel 3

46. ARD Archivradio. (2015, 31. August). Angela Merkels „Wir schaffen das!" im Kontext. *SWR Kultur.* https://www.swr.de/swrkultur/wissen/archivradio/angela-merkels-wir-schaffen-das-im-kontext-102.html (aufgerufen am 26.11.2025)
47. Bandura, A. (1977). Self-efficacy: Toward a unifying theory of behavioral change. *Psychological Review, 84*(2), 191–215. https://doi.org/10.1037/0033-295X.84.2.191 (aufgerufen am 26.11.2025)
48. Schönfeld, P., Brailovskaia, J., Bieda, A., Zhang, X. C., & Margraf, J. (2016). The effects of daily stress on positive and negative mental health: Mediation through self-efficacy. *International Journal of Clinical and Health Psychology, 16*(1), 1–10. https://doi.org/10.1016/j.ijchp.2015.08.005 (aufgerufen am 26.11.2025)
49. Chu, B., Marwaha, K., Sanvictores, T., Awosika, A. O., Ayers, D. (2024, 7. Mai). *Physiology, Stress Reaction.* StatPearls Publishing. https://www.ncbi.nlm.nih.gov/books/NBK541120/ (aufgerufen am 26.11.2025)

50. Pluut, H., Curșeu, P. L., & Fodor, O. C. (2022). Development and Validation of a Short Measure of Emotional, Physical, and Behavioral Markers of Eustress and Distress (MEDS). *Healthcare*, *10*(2), 339. https://doi.org/10.3390/healthcare10020339 (aufgerufen am 26.11.2025)
51. Joseph, J.J., Golden, S.H. (2017): Cortisol dysregulation: the bidirectional link between stress, depression, and type 2 diabetes mellitus. *Annals of the New York Academy of Sciences, 1391*(1), 20–34. https://doi.org/10.1111/nyas.13217 (aufgerufen am 26.11.2025)
52. Coslov, N., Richardson, M. K., Woods, N. F. (2024). „Not feeling like myself" in perimenopause – what does it mean? Observations from the Women Living Better survey. *Menopause*, *31*(5), 390–398. https://doi.org/10.1097/GME.0000000000002339 (aufgerufen am 26.11.2025)
53. Siegel, D. J. (1999). *The Developing Mind: How Relationships and the Brain Interact to Shape Who We Are*. New York: Guilford Press.
54. Statistisches Bundesamt. (2024). *Zeitverwendungserhebung 2022*. Wiesbaden. https://www.destatis.de/DE/Presse/Pressemitteilungen/2024/02/PD24_073_63991.html (aufgerufen am 26.11.2025)
55. Statistisches Bundesamt. (2024). *Gender Pay Gap.* Wiesbaden. https://www.destatis.de/DE/Themen/Arbeit/Verdienste/Verdienste-GenderPayGap/_inhalt.html
56. Weaver, L. (2017). *Das Rushing Woman Syndrom*. Stuttgart: Trias.
57. Schutzbach, F. (2024). *Die Erschöpfung der Frauen – Wider die weibliche Verfügbarkeit.* Droemer Verlag.
58. Gerwig, G. (Regisseurin). (2023). *Barbie*. Warner Bros. Pictures; Heyday Films.
59. Eyal, M. (2023, 3. Oktober). Self-Silencing Is Making Women Sick. *TIME*. https://time.com/6319549/silencing-women-sick-essay/ (aufgerufen am 26.11.2025)
60. Maji, S. & Dixit, S. (2018). Self-silencing and women's health: A review. *International Journal of Social Psychiatry, 65*(1), 3–13. https://doi.org/10.1177/0020764018814271 (aufgerufen am 26.11.2025)
61. Brown, B. (2013, September). *Brené Brown: 3 Ways to Set Boundaries*. O, The Oprah Magazine. https://www.oprah.com/inspiration/how-to-set-boundaries-brene-browns-advice (aufgerufen am 26.11.2025)
62. Die heute gebräuchliche „Eisenhower-Matrix" als 2×2-Darstellung wurde zuerst von Stephen R. Covey in *The 7 Habits of Highly Effective People* (New York: Free Press, 1989) popularisiert und geht auf den Satz „What is important is seldom urgent, and what is urgent is seldom important" in einer Rede von Dwight D. Eisenhower im Jahr 1954 zurück.
63. Martínez, N., Connelly, C. D., Pérez, A., & Calero, P. (2021). Self-care: A concept analysis. *International Journal of Nursing Sciences, 8*(4), 418-425. https://doi.org/10.1016/j.ijnss.2021.08.007 (aufgerufen am 26.11.2025)
64. National Institute of Mental Health. (o. D.). Caring for Your Mental Health. https://www.nimh.nih.gov/health/topics/caring-for-your-mental-health (aufgerufen am 26.11.2025)
65. Sonnentag, S. (2018). The recovery paradox: Portraying the complex interplay between job stressors, lack of recovery, and poor well-being. *Research in Organizational Behavior, 38*(2018), 169-185. https://doi.org/10.1016/j.riob.2018.11.002 (aufgerufen am 26.11.2025)
66. Albulescu, P., Macsinga, I., Rusu, A., Sulea, C., Bodnaru, A., & Tulbure, B. T. (2022). „Give me a break!" A systematic review and meta-analysis on the efficacy of micro-breaks for increasing well-being and performance. *PLoS ONE, 17*(8), e0272460. https://doi.org/10.1371/journal.pone.0272460 (aufgerufen am 26.11.2025)

Kapitel 4

67. Kierkegaard, S. (1981). *Entweder – Oder. Tagebücher 1834–1855.* (N. Thulstrup, Hrsg.). München: dtv.
68. Lazarus, R. S., & Folkman, S. (1984). *Stress, Appraisal, and Coping*. Springer Publishing Company. Verfügbar unter: https://archive.org/details/stressappraisalco0000laza, (aufgerufen am 16.11.2025)
69. Folkman, S. (1997). Positive psychological states and coping with severe stress. *Social Science & Medicine*, *45*(8), 1207–1221. https://doi.org/10.1016/S0277-9536(97)00040-3 (aufgerufen am 26.11.2025)
70. Stone, H., & Stone, S. (1993). *Embracing Your Inner Critic: Turning Self-Criticism into a Creative Asset*. HarperOne.

71. Kopala-Sibley, D. C., Klein, D. N., Perlman, G., & Kotov, R. (2017). Self-criticism and dependency in female adolescents: Prediction of first onsets and disentangling the relationships between personality, stressful life events, and internalizing psychopathology. *Journal of abnormal psychology, 126*(8), 1029–1043. https://doi.org/10.1037/abn0000297 (aufgerufen am 26.11.2025)
72. Gilbert, P., Baldwin, M. W., Irons, C., Baccus, J. R., & Palmer, M. (2006): Self-Criticism and Self-Warmth: An Imagery Study Exploring Their Relation to Depression. *Journal of Cognitive Psychotherapy, 20*(2), *183-200*. https://doi.org/10.1891/jcop.20.2.183 (aufgerufen am 26.11.2025)
73. Else-Quest, N. M., Higgins, A., Allison, C., & Morton, L. C. (2012): Gender Differences in Self-Conscious Emotional Experience: A Meta-Analysis. *Psychological Bulletin, 138*(5), 947-981. https://doi.org/10.1037/a0027930 (aufgerufen am 26.11.2025)
74. Brown, B. (2012, März): *Listening to Shame* [Video]. TED Conferences. https://www.ted.com/talks/brene_brown_listening_to_shame (aufgerufen am 26.11.2025)
75. Wiest, B. (2022): *The Mountain Is You: Wie du Selbstsabotage erkennen und überwinden kannst*. Aus dem Englischen von Renate Graßtat. München: Piper.
76. Amanatullah, E. T., & Morris, M. W. (2010): Negotiating gender roles: Gender differences in assertive negotiating are mediated by women's fear of backlash and attenuated when negotiating on behalf of others. *Journal of Personality and Social Psychology, 98*(2), 256-267. https://doi.org/10.1037/a0017094 (aufgerufen am 26.11.2025)
77. Marano, H. E. (2011, 6. September): Extreme Modesty: The Case of the Disappearing Self. *Psychology Today*. https://www.psychologytoday.com/us/articles/201109/extreme-modesty-the-case-of-the-disappearing-self (aufgerufen am 26.11.2025)
78. Hendricks, G. (2009). *The Big Leap: Conquer Your Hidden Fear and Take Life to the Next Level*. New York: HarperOne.
79. Brown, B. (2012). *Daring Greatly: How the Courage to Be Vulnerable Transforms the Way We Live, Love, Parent, and Lead.* New York: Gotham Books.
80. Brown, B. (2010, Juni). *The Power of Vulnerability* [Video]. TED Conferences (TEDxHouston). https://www.ted.com/talks/brene_brown_the_power_of_vulnerability (aufgerufen am 26.11.2025)
81. Neff, K. D. (2023). Self-Compassion: Theory, Method, Research, and Intervention. *Annual Review of Psychology, 74*, 193-218. https://doi.org/10.1146/annurev-psych-032420-031047 (aufgerufen am 26.11.2025)
82. Brown, L., Bryant, C., Brown, V., Bei, B., & Judd, F. (2015). Investigating how menopausal factors and self-compassion shape well-being: An exploratory path analysis. *Maturitas, 81*(2), 293-299. https://doi.org/10.1016/j.maturitas.2015.03.001 (aufgerufen am 26.11.2025)
83. Raes, F., Pommier, E., Neff, K. D. & Van Gucht, D. (2011). Construction and factorial validation of a short form of the Self-Compassion Scale. *Clinical Psychology & Psychotherapy, 18*(3), 250-255. https://doi.org/10.1002/cpp.702 (aufgerufen am 26.11.2025)
84. Sonnentag, S., & Fritz, C. (2007). The Recovery Experience Questionnaire: development and validation of a measure for assessing recuperation and unwinding from work. *Journal of Occupational Health Psychology, 12*(3). https://doi.org/10.1037/1076-8998.12.3.204 (aufgerufen am 26.11.2025)

Kapitel 5

85. Cacioppo, J. T., Cacioppo, S., & Boomsma, D. I. (2013). Evolutionary mechanisms for loneliness. *Cognition & Emotion, 28*(1), 3–21. https://doi.org/10.1080/02699931.2013.837379 (aufgerufen am 26.11.2025)
86. Eisenberger, N. I., Lieberman, M. D., & Williams, K. D. (2003). Does rejection hurt? An fMRI study of social exclusion. *Science, 302*(5643), 290-292. https://doi.org/10.1126/science.1089134 (aufgerufen am 26.11.2025)
87. Takayanagi, Y., & Onaka, T. (2022). Roles of oxytocin in stress responses, allostasis and resilience. *International Journal of Molecular Sciences, 23*(1), 150. https://doi.org/10.3390/ijms23010150 (aufgerufen am 26.11.2025)

88. Bergland, C. (2017, 19. Mai). Face-to-Face Connectedness, Oxytocin, and Your Vagus Nerve. *Psychology Today*. https://www.psychologytoday.com/us/blog/the-athletes-way/201705/face-face-connectedness-oxytocin-and-your-vagus-nerve (aufgerufen am 26.11.2025)
89. Porges, S. W. (2022). *Polyvagal Theory: A Science of Safety. Frontiers in Integrative Neuroscience, 16*. https://doi.org/10.3389/fnint.2022.871227 (aufgerufen am 26.11.2025)
90. Institut für Demoskopie Allensbach. (2014). Jacobs Studie 2014 – Freunde fürs Leben. Ergebnisse einer bevölkerungsrepräsentativen Befragung. https://www.ifd-allensbach.de/fileadmin/studien/Jacobs_Freunde_fuers_Leben_2013.pdf, (aufgerufen am 26.11.2025)
91. Hill, R. A., & Dunbar, R. I. M. (2003). Social network size in humans. *Human Nature, 14*(1), 53-72. https://doi.org/10.1007/s12110-003-1016-y (aufgerufen am 26.11.2025)
92. David-Barrett, T., Rotkirch, A., Carney, J., Behncke Izquierdo, I., Krems, J. A., Townley, D., McDaniell, E., Byrne-Smith, A., & Dunbar, R. I. (2015). Women favour dyadic relationships, but men prefer clubs: Cross-cultural evidence from social networking. *PloS one, 10*(3), e0118329. https://doi.org/10.1371/journal.pone.0118329 (aufgerufen am 26.11.2025)
93. Bedrov, A. & Gable, S. L. (2022). Thriving together: the benefits of women's social ties for physical, psychological and relationship health. Philosophical Transactions of the Royal Society B: Biological Sciences, *378*(1868): *20210441*. https://doi.org/10.1098/rstb.2021.0441 (aufgerufen am 26.11.2025)
94. Taylor, S. E., et al. (2000). Biobehavioral responses to stress in females: tend-and-befriend, not fight-or-flight. *Psychological Review, 107*(3), 411-429. https://doi.org/10.1037/0033-295X.107.3.411 (aufgerufen am 26.11.2025)
95. Franco, M. G. (2024, 10. Mai). *The Complexities of Female Friendship*. Psychology Today. https://www.psychologytoday.com/us/blog/platonic-love/202405/understanding-the-complexities-of-womens-friendship (aufgerufen am 26.11.2025)
96. Wrzus, C., Hänel, M., Wagner, J., & Neyer, F. J. (2013). Social Network Changes and Life Events Across the Life Apan: A Meta-Analysis. *Psychological Bulletin, 139*(1), 53-80. https://doi.org/10.1037/a0028601 (aufgerufen am 26.11.2025)
97. Bartsch, B. (2017).*Beziehungszweifel, Kompromisse und heimliche Helden – 10 neue Erkenntnisse über die Liebe.* ElitePartner. https://www.elitepartner.de/studien/10-neue-erkenntnisse-ueber-die-liebe/ (aufgerufen 25.11.2025)
98. Lewandowski, G. W. (2021, 22. April). *Don't Let Doubts Doom Your Relationship.* Psychology Today. https://www.psychologytoday.com/gb/blog/the-psychology-of-relationships/202104/dont-let-doubts-doom-your-relationship (aufgerufen am 26.11.2025)
99. Perel, E. (2013, Februar). *The secret to desire in a long-term relationship* [Video]. TED Conferences. https://www.ted.com/talks/esther_perel_the_secret_to_desire_in_a_long_term_relationship (aufgerufen am 26.11.2025)
100. Lisitsa, E. (2024, 15. Oktober). *The Four Horsemen: Recognizing criticism, contempt, defensiveness, and stonewalling*. The Gottmann Institute. https://www.gottman.com/blog/the-four-horsemen-recognizing-criticism-contempt-defensiveness-and-stonewalling/ (aufgerufen am 26.11.2025)
101. Lukesch, B.(2009). *Klaus Heer, was ist guter Sex? Gespräche über das beste aller Themen*. Lachen: Wörterseh Verlag.
102. Mark, K. P., & Lasslo, J. A. (2018). Maintaining Sexual Desire in Long-Term Relationships: A Systematic Review and Conceptual Model. *The Journal of Sex Research, 55*(5), 563-581. https://doi.org/10.1080/00224499.2018.1437592 (aufgerufen am 26.11.2025)
103. Frederick, D. A., St. John, H. K., Garcia, J. R., & Lloyd, E. A. (2018). Differences in Orgasm Frequency Among Gay, Lesbian, Bisexual, and Heterosexual Men and Women in a U.S. National Sample. *Archives of Sexual Behavior, 47*(1), 273-288. https://doi.org/10.1007/s10508-017-0939-z (aufgerufen am 26.11.2025)
104. Wiebe, S. A., & Johnson, S. M. (2016). A review of the Research in Emotionally Focused Therapy for Couples. *Family Process, 55*(3), 390-407. https://doi.org/10.1111/famp.12229 (aufgerufen am 26.11.2025)

105. Birnbaum, G. E., Reis, H. T., Mizrahi, M., Kanat-Maymon, Y., Sass, O., & Granovski-Milner, C. (2016). Intimately connected: The importance of partner responsiveness for experiencing sexual desire. *Journal of Personality and Social Psychology, 111*(4), 520-546. https://doi.org/10.1037/pspi0000069 (aufgerufen am 26.11.2025)
106. Hawkley, L. C., & Cacioppo, J. T. (2010). Loneliness Matters: A Theoretical and Empirical Review of Consequences and Mechanisms. *Annals of Behavioral Medicine, 40*(2), 218-227. https://doi.org/10.1007/s12160-010-9210-8 (aufgerufen am 26.11.2025)
107. Nguyen, T. (2023). *The importance of solitude – why time on your own can sometimes be good for you.* The Conversation. https://theconversation.com/the-importance-of-solitude-why-time-on-your-own-can-sometimes-be-good-for-you-204393 (aufgerufen am 26.11.2025)
108. Zulkifli, N. A., Maisarah, S., & Muñoz, N. (2024). Self-reflection as a mediator between solitude and identity development. *Journal of Assessment and Research in Applied Counseling, 6*(4). https://doi.org/10.61838/kman.jarac.6.4.27 (aufgerufen am 26.11.2025)
109. Bachman, N., Palgi, Y., & Bodner, E. (2024). The Skill of Positive Solitude Moderates the Relationship between 24 Character Strengths and Flourishing in the Second Half of Life. *Behavioral Sciences, 14*(9), 788. https://doi.org/10.3390/bs14090788 (aufgerufen am 26.11.2025)
110. Swets, J. A., & Cox, C. R. (2022). Aloneliness predicts relational anger and aggression toward romantic partners. *Aggressive Behavior, 48*(5), 512-523. https://doi.org/10.1002/ab.22044 (aufgerufen am 26.11.2025)

Kapitel 6

111. Vaish, A., Grossmann, T., & Woodward, A. (2008). Not all emotions are created equal: The negativity bias in social-emotional development. *Psychological Bulletin, 134*(3), 383-403. https://doi.org/10.1037/0033-2909.134.3.383 (aufgerufen am 26.11.2025)
112. Müller-Pinzler, L., Czekalla, N., Mayer, A. V., Stolz, D. S., Gazzola, V., Paulus, F. M., & Krach, S. (2019). Negativity-bias in forming beliefs about own abilities. *Scientific Reports, 9,* 14416. https://doi.org/10.1038/s41598-019-50821-w (aufgerufen am 26.11.2025)
113. Russell, J. K., Jones, C. K., & Newhouse, P. A. (2019). The Role of Estrogen in Brain and Cognitive Aging. *Neurotherapeutics: the journal of the American Society for Experimental NeuroTherapeutics, 16*(3), 649–665. https://doi.org/10.1007/s13311-019-00766-9 (aufgerufen am 26.11.2025)
114. Sarmiento, L. F., Lopes da Cunha, P., Tabares, S., Tafet, G. (2024). Decision-making under stress: A psychological and neurobiological integrative model. *Brain, Behavior, & Immunity – Health, 38,* 100766. https://doi.org/10.1016/j.bbih.2024.100766 (aufgerufen am 26.11.2025)
115. Kruglanski, A. W., & Webster, D. M. (1996). Motivated closing of the mind: „Seizing" and „freezing". *Psychological Review, 103*(2), 263-283. https://doi.org/10.1037/0033-295X.103.2.263 (aufgerufen am 26.11.2025)
116. Schwartz, B., Ward, A., Monterosso, J., Lyubomirsky, S., White, K., & Lehman, D. R. (2002). Maximizing versus satisficing: happiness is a matter of choice. *Journal of Personality and Social Psychology, 83*(5), 1178-1197. https://doi.org/10.1037/0022-3514.83.5.1178 (aufgerufen am 26.11.2025)
117. Simon, H. A. (1972). Theories of bounded rationality. In C. B. McGuire & R. Radner (Eds.), *Decision and Organization* (S. 161–176). North-Holland Publishing.
118. De Jong, P. (2019). A Brief, Informal History of SFBT as Told by Steve de Shazer and Insoo Kim Berg. *Journal of Solution Focused Practices, 3*(1), 5. https://doi.org/10.59874/001c.75078 (aufgerufen am 26.11.2025)
119. Gingerich, W. J., & Peterson, L. T. (2013). Effectiveness of Solution-Focused Brief Therapy: A Systematic Qualitative Review of Controlled Outcome Studies. *Research on Social Work Practice, 23*(3), 266-283. https://doi.org/10.1177/1049731512470859 (aufgerufen am 27.11.2025)
120. Visser, C. F. (2013). The Origin of the Solution-Focused Approach. *International Journal of Solution-Focused Practices, 1*(1), 10-17. https://solutions-centre.org/pdf/SF%20history.pdf (aufgerufen am 26.11.2025)

121. Witteman, H. O., Ndjaboue, R., Vaisson, G., Dansokho, S. C., Arnold, B., Bridges, J. F. P., Comeau, S., Fagerlin, A., Gavaruzzi, T., Marcoux, M., Pieterse, A., Pignone, M., Provencher, T., Racine, C., Regier, D., Rochefort-Brihay, C., Thokala, P., Weernink, M., White, D. B., Wills, C. E., Jansen, J. (2021). Clarifying Values: An Updated and Expanded Systematic Review and Meta-Analysis. *Medical decision making: an international journal of the Society for Medical Decision Making,* 41(7), 801–820. https://doi.org/10.1177/0272989X211037946 (aufgerufen am 27.11.2025)
122. Howell, L. C. (2001). Implications of Personal Values in Women's Midlife Development. *Counseling and Values,* 46(1), 54-65. https://doi.org/10.1002/j.2161-007X.2001.tb00206.x (aufgerufen am 26.11.2025)
123. Fogg, B. J. (2012, 5. Dezember). *Forget big change, start with a tiny habit* [Video]. TED Conferences. https://www.youtube.com/watch?v=AdKUJxjn-R8, (aufgerufen 02.11.2025)

Kapitel 7 und Ausstieg

124. Waller-Bridge, P. (Autorin). (2019). *Fleabag* [TV-Serie, Staffel 2, Folge 3]. BBC/Amazon Studios.
125. Kast, Verena (2020): *Auf dem Weg zu sich selbst. Werden, wer ich wirklich sein kann.* Ostfildern: Patmos.
126. Markus, H. & Nurius, P. (1986). Possible Selves. *American Psychologist*, 41(9), 954–969. https://doi.org/10.1037/0003-066X.41.9.954 (aufgerufen am 26.11.2025)
127. Covey, S. R. (2018). *Die 7 Wege zur Effektivität: Prinzipien für persönlichen und beruflichen Erfolg.* Offenbach a. M.: GABAL Verlag.
128. Carstensen, L. L. (2021). Socioemotional Selectivity Theory: The Role of Perceived Endings in Human Motivation. *The Gerontologist, 61*(8), 1188-1196, https://doi.org/10.1093/geront/gnab116 (aufgerufen am 26.11.2025)
129. Mogilner, C., Chance, Z., & Norton, M. I. (2012). Giving Time Gives You Time. *Psychological Science*, *23*(10), 1233-1238. https://doi.org/10.1177/0956797612442551 (aufgerufen am 26.11.2025)
130. Rinderspacher, J. P. (2014, 05. Mai): *Zeitwohlstand – Kriterien für einen anderen Maßstab von Lebensqualität* [Vortrag]. Ringvorlesung Forum offene Wissenschaft, Universität Bielefeld. www.uni-bielefeld.de/themen/forum/vortraege/Rinderspacher.pdf (aufgerufen am 27.11.2025)
131. Orenstein GA, Lewis L. (2022) *Erikson's stages of psychosocial development.* StatPearls Publishing. https://www.ncbi.nlm.nih.gov/books/NBK556096/ (aufgerufen am 27.11.2025)
132. Malone, J. C., Liu, S. R., Vaillant, G. E., Rentz, D. M., & Waldinger, R. J. (2016). *Midlife Eriksonian psychosocial development: Setting the stage for late-life cognitive and emotional health.* Developmental psychology, *52*(3), 496–508. https://doi.org/10.1037/a0039875 (aufgerufen am 26.11.2025)
133. Ryan, R. M., & Deci, E. L. (2001). *On Happiness and Human Potentials: A Review of Research on Hedonic and Eudaimonic Well-Being.* Annual Review of Psychology, *52*, 141-166. https://doi.org/10.1146/annurev.psych.52.1.141 (aufgerufen am 26.11.2025)
134. Ryff, C. D. (2014). *Psychological Well-Being Revisited: Advances in Science and Practice.* Psychotherapy and Psychosomatics, *83*(1), 10–28. https://doi.org/10.1159/000353263 (aufgerufen am 26.11.2025)
135. Harris, R. (2014). *The Complete Set of Client Handouts and Worksheets.* The Happiness Trap. https://thehappinesstrap.com/upimages/Complete_Worksheets_2014.pdf, (aufgerufen 02.11.2025)
136. Larmar, S., Wiatrowski, S. & Lewis-Driver, S. (2014). Acceptance and Commitment Therapy: An Overview of Techniques and Applications. *Journal of Service Science and Management*, *7*(3), 216-221. https://doi.org/10.4236/jssm.2014.73019 (aufgerufen am 02. 11. 2025)
137. Moment Magazin (2022, 31. August). *Emma Thompson sagt: Verschwende keine Energie darauf, den eigenen Körper zu hassen* [Video]. YouTube Shorts. https://www.youtube.com/shorts/oh0j9xqKeDg (aufgerufen am 27.11.2025)
138. Mangler, M. (2024). *Das große Gynbuch. Selbstbewusst für den eigenen Körper entscheiden. Sex, Zyklus, Wechseljahre aus weiblicher Sicht neu verstehen.* (3. Aufl.). Berlin: Insel Verlag.
139. Acevedo-Rodríguez, A., Mani, S. K., & Handa, R. J. (2015). Oxytocin and estrogen receptor β in the brain: An overview. *Frontiers in Endocrinology*, 6. https://doi.org/10.3389/fendo.2015.00160 (aufgerufen am 27.11.2025)

Danke ...

... an meine Agentin Nicola Einsle, die den Anstoß für dieses Buch gegeben, mir von Beginn an 200 Seiten zugetraut und mir immer zur rechten Zeit euphorische Motivations-Mails geschickt hat.

... an meine Lektorin Ilka Grunenberg für ihren Mut zum Eierkarton, ihre Anregungen und Ideen, ihre geduldigen Antworten auf meine etwa 15 Fragen pro Tag und dafür, dass ich so schreiben durfte, wie ich schreiben wollte.

... an den Kneipp-Verlag, der mich in die Reihe seiner tollen Autor:innen aufgenommen hat, obwohl ich keinen einzigen Instagram-Follower hatte, und an alle bei Kneipp, die in irgendeiner Form für dieses Buch gearbeitet haben oder es immer noch tun.

... an meine zweite Lektorin Eva Neisser, die viele meiner Sätze noch ein bisschen besser gemacht hat und lediglich an Angela Merkel etwas verzweifelt ist.

... (ein sehr riesiges) an alle Frauen, die mir vertraut und mir für dieses Buch ihre Geschichten geschenkt haben. Das ist nicht selbstverständlich und ich weiß das sehr zu schätzen.

... an Zissi, Maja, Silke, Babsi, Eva, Sandra, Miriam, Frauke, Sabine und Murat dafür, dass ihr da seid. Immer. Da ist alles voller Liebe, wenn ich an euch denke!

... an meine Mutter und meinen Vater, weil sie meine Eltern sind.

Mein allerwichtigster Dank aber geht an meinen wundervollen Bruder Jan. Nicht nur, weil er das ganz fantastische Cover dieses Buches gestaltet hat, sondern, weil er DER „big rock" in meinem Leben ist und für immer sein wird. Love you!

Liebe Leserin, und wer weiß, vielleicht auch lieber Leser!

Schon die Wechseljahre im Hausflur getroffen? Und sie dann die Treppe runtergeschubst? Das Alleinsein als Beziehungspflege entdeckt? Und endlich verstanden, warum es okay ist, wenn man gerade nicht okay ist?

Schreib uns doch gerne auf Instagram oder Facebook und erzähl deinem Freundeskreis und deiner Buchhändlerin davon. Natürlich freuen wir uns auch, wenn du beim Onlinekauf eine nette Bewertung hinterlässt. Schreib uns gerne unter: **post@styriabooks.at**

Inspiration, Geschenkideen und gute Geschichten findest du auf:
www.styriabooks.at

Willst du noch mehr erfahren? Mehr Beratung rund um die Wechseljahre und zum Thema Frauengesundheit findest du auch auf: **www.be-moxie.de** – der Online-Präsenz von Nina Grygoriew. Du kannst auch direkt mit der Autorin in Kontakt treten: **info@moxie-coaching.de**

/styriabuchverlage
#Ausflippen #kneippverlagwien #Wechseljahre
#GratisAberNichtUmsonst

STYRIA
BUCHVERLAGE

in der Verlagsgruppe Styria GmbH & Co KG
Lobkowitzplatz 1, 1010 Wien, Austria
E-Mail: office@styriabooks.at

Wien – Graz

ISBN 978-3-7088-0888-8
7 6 5 4 3 2 1
Druck und Bindung: Florjancic
Printed in EU

Cover und Layout: Jan Grygoriew, www.jangry.com
Autorinnenfoto Innenklappe: Sabine Braun, www.sabinebraun.de
Covermotiv: © Etivera
Illustrationen: stock.adobe.com: © LazyArtist (S. 58)
Satz und Umschlaggestaltung: Sarah Montag, Roman, Bold & Black
Korrektorat: Dorrit Korger
Lektorat und Projektmanagement: Eva Neisser
Projektleitung: Ilka Grunenberg